全国高等医学院校临床医学系列规划教材

内科学
临床见习指导

主　编　唐以军　郭昆全　王家宁
副主编　刘福元　张振建　刘先军
编　委　（按姓氏拼音排序）

操传斌	曹　政	曾玉琴	陈　功	陈文慧
党书毅	邓卫平	董　晓	段奇文	郭昆全
何国厚	华先平	黄晓霞	金　曙	郎明健
雷怀定	黎晓兰	李　红	李　涛	李泽
李雪峰	李胜保	李志玖	廖勇敢	刘　波
刘　勇	刘福元	刘国卓	刘先军	罗国仕
骆　峰	骆志国	明帮春	钱　进	宋仕茂
孙民瑾	孙泽群	唐以军	陶　洪	田少江
童　强	涂明利	万楚成	王　能	王崇全
王家宁	王梅芳	王治校	文欣轩	肖俊会
谢　华	杨丽元	杨壮志	姚　维	张　霞
张庆红	张振建			

科学出版社

北京

内 容 简 介

　　《内科学》是研究内科疾病的病因、发病机制、临床表现、诊断、治疗、预防和预后的一门临床学科，是学习和掌握其他临床学科的重要基础，其内容浩瀚丰富。面对《内科学》繁杂的疾病种类以及复杂的诊治方法，如何高效、规范的完成内科见习，让医学生真正学有所获，是我们一直思考的一个课题。为了解决这一问题，我们组织了一批具有丰富临床和教学经验的内科学专家编写了《内科学临床见习指导》一书，全书内容涵盖了呼吸系统疾病、循环系统疾病、消化系统疾病、泌尿系统疾病、血液系统疾病、内分泌及风湿类疾病等六大系统的常见疾病，从见习要求、学时数、见习前准备、见习过程、病史采集要点、体格检查要点、知识精要及复习思考题等方面均做了提出了具体要求，为《内科学》临床见习时带教老师如何"教"和医学生如何"学"的做出了指导，目的就是要规范临床见习教学，达到见习要求。

图书在版编目(CIP)数据

　　内科学临床见习指导/唐以军，郭昆全，王家宁主编.
—北京：科学出版社，2016.9
　　全国高等医学院校临床见习系列规划教材
　　ISBN 978-7-03-049818-2

　　Ⅰ．①内… Ⅱ．①唐… ②郭… ③王… Ⅲ．①内科学-实习-医学院校-教学参考资料 Ⅳ．①R5-45

　　中国版本图书馆 CIP 数据核字（2016）第 206175 号

责任编辑：李　植 / 责任校对：邹慧卿
责任印制：徐晓晨 / 封面设计：陈　敬

科学出版社出版
北京东黄城根北街 16 号
邮政编码：100717
http://www.sciencep.com

北京建宏印刷有限公司 印刷
科学出版社发行　各地新华书店经销
*

2016 年 9 月第 一 版　开本：787×960　1/32
2017 年 6 月第二次印刷　印张：4 1/2
字数：68 000

定价：25.00 元
（如有印装质量问题，我社负责调换）

全国高等医学院校临床见习系列规划教材
编写指导委员会

主　　　任	涂汉军			
副　主　任	魏文芳			
委　　　员	王家宁	刘菊英	陈　飞	李文春
	李　斌	张　敏	庞光明	涂汉军
	徐　霖	魏文芳	操传斌	
丛书主编	王家宁	刘菊英	李文春	李　斌
	张　敏	操传斌		
丛书副主编	仇俊华	王大斌	刘　随	陈　伟
	冷卫东	李　谨	杨文琼	余锦强
	罗志晓	周文波	赵詹东	唐以军
	黄光荣	程　立	熊良志	
编　　　委	马　进	刘　瑜	李　方	严文莉
	林宝虎	柯　威	赵国新	黄　琪

总 前 言

　　临床见习是医学教育的重要环节，是医学生由基础理论学习向临床实践过渡的桥梁，是培养和提高医学生运用所学理论进行逻辑思维及临床综合运用能力的重要途径。临床见习阶段，医学生在带教教师指导下，接触病人，结合病人病情，运用所学基本知识，开拓思维。通过临床见习培养学生的观察能力、分析能力和临床思维能力，为顺利进入毕业实习做好准备。

　　为提高临床医学生临床实习效果，丰富其专业理论知识，根据我校临床教学的实际情况，结合临床专业教学工作特点，特组织各学院医疗与教学一线骨干编写了这套临床见习系列教材，以期为医学生顺利完成实习任务，巩固课本知识，培养临床思维，提高综合技能水平提供帮助。

　　本套临床见习系列教材，涵盖了诊断学、医学影像学、内科学、外科学、麻醉学、妇产科学、儿科学、神经与精神病学、传染病学、眼科学、耳鼻咽喉头颈外科学、口腔科学、皮肤性病学、中医学14 门临床医学专业内容；同时还编写了麻醉学专业、康复治疗学专业、护理学专业临床见习指导。

每册内容基本包括目的要求、预习内容、学时数、见习内容、思考题五部分。

本套丛书层次清晰，结构紧凑，内容衔接紧密，不失为医学生临床见习指导可选的一套优秀丛书。

由于时间仓促，一线医疗与教学骨干业务繁忙，内容难免出现纰漏之处，还望读者批评指正。

湖北医药学院

2016 年 8 月 1 日

目　　录

第一章　呼吸系统疾病

第一节　急性上呼吸道感染和急性气管-支气管炎

【目的要求】

1. 掌握急性上呼吸道感染和急性气管-支气管炎的定义、临床表现、诊断。

2. 熟悉急性上呼吸道感染和急性气管-支气管炎病因和发病机制。

3. 熟悉急性上呼吸道感染和急性气管-支气管炎的治疗要点。

【预习内容】

1. 急性上呼吸道感染和急性气管-支气管炎的定义、临床表现、诊断。

2. 急性上呼吸道感染和急性气管-支气管炎的病因和发病机制。

3. 急性上呼吸道感染和急性气管-支气管炎的治疗要点。

【学时数】

1 学时。

【见习内容】

一、学生分组采集病人病史、体格检查

1. 病史询问要点

（1）发病年龄。

（2）起病日期，起病急缓，可能的诱因。

（3）鼻塞、流涕、打喷嚏、咽干、咽痒、咽痛。

（4）头痛、流泪、味觉迟钝。

（5）咳嗽、咳痰（量、性状、有无臭味）。

（6）发热（热度及热型），有无畏寒、寒战。

（7）有无呼吸困难、声音嘶哑。

（8）起病后的诊治经过及病情发展演变情况。

（9）既往健康状况、有无类似病史，有无慢性呼吸系统疾病（慢性支气管炎、支气管扩张症、支气管哮喘、肺结核）、心血管疾病及代谢性疾病（如糖尿病）等病史。

2. 体格检查要点

（1）体温、脉搏、呼吸、血压、面容、体位。

（2）精神神志状态。

（3）有无咽部充血、扁桃体肿大、鼻腔黏膜充血、水肿、分泌物。

（4）颈部：气管位置，颈浅淋巴结，有无颈部抵抗感。

（5）胸部：胸廓形态、扩张度、有无语颤异常、

叩诊音异常、病理性呼吸音、干湿性啰音和胸膜摩擦音。

（6）心脏及腹部有无异常。

（7）有无病理性神经定位体征。

二、学生报告

请学生报告病历摘要并提出必要的辅助检查项目，说明每项检查的目的，由带教老师提供相应检查项目的结果（血常规，痰涂片，呼吸道病毒检测，血、痰培养，X线胸片报告等）。

三、学生概括本病例的临床特点

四、由老师结合病人实际情况以提问的方式诱导学生讨论

1. 本病例的临床诊断：诊断要点及不支持点。

2. 本病的鉴别诊断

（1）首先急性上呼吸道感染与急性气管-支气管炎之间应该做相互鉴别。

（2）其次急性上呼吸道感染应该与过敏性鼻炎、流行性感冒、急性传染病前驱症状相鉴别。

（3）急性气管-支气管炎应该与肺结核、支气管结核、变应性咳嗽、百日咳等多种类似咳嗽、咳痰表现的疾病相鉴别。

3. 治疗讨论

（1）急性上呼吸道感染的治疗

1）对症治疗为主，同时注意休息、多饮水。

2）伪麻黄碱减轻鼻部充血。

3）解热镇痛药缓解发热症状。

4）镇咳药缓解咳嗽症状。

5）抗病毒药物（切忌滥用）。

6）抗细菌药物治疗（除非有白细胞升高、咽部脓苔、黄痰、流脓涕，否则不主张使用）。

（2）急性气管-支气管炎的治疗要点

1）镇咳：右美沙芬、喷托维林等。

2）祛痰：盐酸氨溴索、溴己新（必嗽平）、标准桃金娘油；也可雾化吸入。

3）抗菌药物：可首选大环内酯类、青霉素类。

【思考题】

1. 急性上呼吸道感染按照临床表现分为哪几种类型？

2. 急性上呼吸道感染的临床特征有哪些？与急性气管-支气管炎的鉴别点？

第二节　肺　　炎

【目的要求】

1. 了解肺炎是呼吸系统的常见病、多发病。

2. 熟悉社区获得性肺炎和医院获得性肺炎的

常见病原体。

3. 掌握社区获得性肺炎、医院获得性肺炎、重症肺炎的诊断标准和抗菌药物的选择。

4. 掌握肺炎链球菌肺炎的病理及临床表现。

5. 了解葡萄球菌肺炎、肺炎支原体肺炎、病毒性肺炎和肺部真菌感染的临床特征、诊断要点及治疗药物的选择。

【预习内容】

1. 社区获得性肺炎和医院获得性肺炎的定义。

2. 社区获得性肺炎、医院获得性肺炎、重症肺炎的诊断标准和抗菌药物的选择。

3. 肺炎链球菌肺炎的病理及临床表现。

4. 葡萄球菌肺炎、肺炎支原体肺炎、病毒性肺炎和肺部真菌感染的临床特征、诊断要点及治疗药物的选择。

【学时数】

2学时

【见习内容】

一、学生分组采集病人病史、体格检查

1. 病史询问要点

（1）发病年龄。

（2）起病日期，起病急缓，可能的诱因。

（3）畏寒、寒战、发热（热度及热型）。

（4）咳嗽、咳痰（量、性状、有无臭味）。

（5）呼吸困难形式、程度。

（6）有无休克症状和精神神志症状：如意识模糊、烦躁不安、嗜睡、谵妄、四肢冰冷、多汗。

（7）有无消化系统症状：恶心、呕吐、腹痛、腹泻。

（8）尿量及饮食变化情况。

（9）起病后的诊治经过及病情发展演变情况。

（10）既往健康状况、有无类似病史，有无慢性呼吸系统疾病（慢性支气管炎、支气管扩张症、支气管哮喘、肺结核）、心血管疾病及代谢性疾病（如糖尿病）等病史。

2. 体格检查要点

（1）体温、脉搏、呼吸、血压、面容、体位。

（2）精神神志状态。

（3）有无呼吸困难和发绀。

（4）颈部：气管位置，颈浅淋巴结，颈静脉血管，有无颈部抵抗感。

（5）胸部：胸廓形态、扩张度、有无触觉语颤异常、叩诊音异常（浊音、实音、鼓音）、病理性呼吸音、啰音和胸膜摩擦音，有无语音震颤变化，注意异常体征的位置和范围。

（6）心脏：大小、心尖搏动强度、心率、节律、杂音、奔马律、心包摩擦音。

（7）腹部：有无压痛，肝、脾肿大情况。

（8）有无病理性神经定位体征。

二、学生报告

请学生报告病历摘要并提出必要的辅助检查项目，说明每项检查的目的，由带教老师提供相应检查项目的结果（血常规，痰涂片，血、痰培养，X线胸片报告等）。

三、学生概括本病例的临床特点

四、由老师结合病人实际情况以提问的方式诱导学生讨论

1. 本病例的临床诊断：诊断要点及不支持点。

2. 本病的鉴别诊断

（1）首先应与其他原因所致肺炎相鉴别：葡萄球菌肺炎、克雷白杆菌肺炎、支原体肺炎。

（2）其次应与其他有关疾病相鉴别：肺癌、肺脓肿。

（3）伴有胸痛时应与渗出性胸膜炎、肺梗死等相鉴别。

3. 治疗讨论

（1）肺炎球菌肺炎的治疗

1）重点为抗生素治疗（首选青霉素G）。

2）支持与对症治疗。

3）并发症处理（胸腔积液，脓胸）。

（2）感染性休克的治疗要点

1）补充血容量：除晶体液外，要重视胶体溶液（右旋糖酐、血浆）输注。

2）血管活性药物的应用：血管收缩剂和扩张剂使用指征、条件、利弊。

3）控制感染：用大量抗生素，早期、联合、足量、有效途径（静脉）。

4）糖皮质激素的应用：应用指征、制剂、用量。

5）纠正水、电解质紊乱和酸碱失衡：常见为低血钾症或代谢性酸中毒。

6）防治急性肾衰、呼衰、心衰及脑水肿。

（3）开出本病人的入院医嘱。

【思考题】

1. 肺炎的分类方法有哪些？各种方法如何分类？

2. 肺炎球菌肺炎的病理分期与临床表现的关系如何？

3. 如何选择肺炎球菌肺炎治疗的抗生素？其用法、用量如何？如果用后体温下降或下降后再发热，有哪些可能性？

4. 区分院内肺炎与院外肺炎意义何在？肺炎

球菌肺炎、葡萄球菌肺炎、克雷白杆菌肺炎、支原体肺炎有何主要区别?

5. 对痰培养结果如何评价?

第三节　肺　脓　肿

【目的要求】

1. 熟悉肺脓肿的病因、发病机制和鉴别诊断。

2. 掌握肺脓肿的诊断、治疗原则和方法。

3. 了解外科治疗的适应证。

【预习内容】

肺脓肿的病因、发病机制、诊断、鉴别诊断、治疗原则和方法。

【学时数】

2 学时

【见习内容】

一、学生分组采集病人病史、体格检查

1. 病史询问要点

（1）发病年龄。

（2）起病日期,起病急缓,可能的诱因（醉酒、劳累、受凉、脑血管意外、皮肤外伤）。

（3）有无口、齿、咽喉的感染灶。

（4）畏寒、寒战、发热（热度及热型）。

（5）咳嗽、咳痰（量、性状、有无臭味、坏死物），有无咯血（量）。

（6）呼吸困难形式、程度。

（7）尿量及饮食变化情况。

（8）起病后的诊治经过及病情发展演变情况。

（9）既往健康状况、有无类似病史，有无慢性呼吸系统疾病（慢性支气管炎、支气管扩张症、支气管哮喘、肺结核）、心血管疾病及代谢性疾病（如糖尿病）等病史。

2. 体格检查要点

（1）体温、脉搏、呼吸、血压、面容、体位。

（2）精神神志状态。

（3）有无呼吸困难和发绀、杵状指。

（4）胸部：胸廓形态、扩张度、有无触觉语颤异常、叩诊音异常（浊音、实音、鼓音）、病理性呼吸音、啰音和胸膜摩擦音，有无语音震颤变化，注意异常体征的位置和范围。

（5）心脏及腹部有无异常。

（6）有无病理性神经定位体征。

二、学生报告

请学生报告病历摘要并提出必要的辅助检查项目，说明每项检查的目的，由带教老师提供相应检查项目的结果（血常规，痰涂片，血、痰培养，胸部 CT 报告等）。

三、学生概括本病例的临床特点

四、由老师结合病人实际情况以提问的方式诱导学生讨论

1. 本病例的临床诊断：诊断要点及不支持点。

2. 本病的鉴别诊断

（1）首先应与细菌性肺炎相鉴别：与其相同点、不同点。

（2）与肺部伴有空洞的疾病相鉴别，如：空洞性肺结核继发感染，支气管肺癌、肺囊肿继发感染。

3. 治疗讨论

（1）抗菌药物治疗

1）吸入性需覆盖厌氧菌，一般青霉素均敏感，或林可霉素、甲硝唑；对症治疗为主，同时注意休息、多饮水。

2）血源性多为葡萄球菌和链球菌感染，可选用 β-内酰胺类、头孢菌素；若为 MRSA，选用万古霉素或替考拉宁。

（2）脓液引流：祛痰药、雾化吸入、支气管舒张剂、体位引流、纤维支气管镜灌洗。

（3）外科手术治疗：病程超过 3 个月，内科治疗效果差者等。

【思考题】

1. 肺脓肿根据感染途径可分为哪几类？各自常见病原体为何？

2. 肺脓肿常见临床表现有哪些？

3. 肺脓肿的治疗原则是？外科手术治疗适应证有哪些？

第四节　肺　结　核

【目的要求】

1. 熟悉本病的临床症状、临床分型。

2. 熟悉本病的诊断要点及鉴别要点。

3. 掌握各型肺结核的影像学特点。

4. 掌握化疗原则（包括化疗方案的制定）。

【预习内容】

肺结核的临床症状、临床分型、诊断及鉴别要点、化疗原则；各型肺结核的影像学特点。

【学时数】

2 学时

【见习内容】

一、见习准备

1. 肺结核病人 3 名（最好选择血行播散型，浸润型、慢性纤维空洞型肺结核各 1 例）。

2. 肺结核的典型 X 线胸片或肺部 CT。

3. 阅片灯 1 个。

二、病史询问要点

1. 起病急缓。

2. 全身结核中毒症状（包括午后低热、盗汗、纳差、乏力、体重变化，女性病人应询问月经变化情况），注意有无畏寒高热。

3. 呼吸系统症状：咳嗽、咳痰（量、性状，有无干酪样物质）、咯血（量、颜色、持续时间与发热、咳嗽的关系）、胸闷、胸痛及呼吸困难的程度，有无发绀。

4. 结核病史及其接触史，糖尿病史，糖皮质激素和免疫抑制剂等用药史。

三、体格检查要点

1. 体温、脉搏、呼吸、血压、营养、面容、体位。

2. 精神神志状态。

3. 有无呼吸困难和发绀。

4. 颈部：气管位置，颈浅淋巴结，有无颈部抵抗感。

5. 胸部：胸廓形态、扩张度，有无语颤异常、叩诊音异常（浊音、实音、鼓音）、病理性呼吸音、啰音和胸膜摩擦音，有无听觉语音变化，注意异常体征的位置和范围。

6. 心脏：大小，心率，节律，心音强度，心包摩擦音。

7. 腹部：有无压痛，肝、脾肿大情况。

8. 有无经久不愈的肛周瘘、附睾结核。

四、见习步骤、讨论

1. 学生分组采集病人病史、体格检查。

2. 请学生报告病历摘要。

3. 选取 1~2 个症状典型、诊断确切、资料较全的见习病例为例结合其他病例以提问的方式诱导学生讨论。

（1）必要的实验室辅助检查项目，说明每项检查的目的，由带教老师提供相应检查项目的结果（血常规，痰涂片抗酸染色，血沉，结核抗体检测，PPD 皮试，影像学报告等）。

（2）本病历的临床特点：症状的特点，典型的阳性体征，实验室检查特点。

（3）临床诊断：诊断要点及不支持点。

本病的鉴别诊断

1）与慢性支气管炎、支气管扩张症、肺炎、肺癌等疾病相鉴别。

2）写出该病例的标准诊断式：包括分型、病变范围及部位、痰菌检查，化疗史。

（4）化学药物治疗讨论

1）治疗原则：早期、联合、适量、规律、全程用药。

2）化疗药物：几种常有药物的作用特点、毒副反应及使用时应注意的方面。

3）用药方法：①短程化疗；②间歇用药；③两阶段用药。

4）化疗方案。

4. 小结：①概括典型症状及体征的特点；②实验室检查在诊断中的价值；③诊断依据；④化疗原则及方法；⑤预防原则。

【思考题】

1. 如何判断肺结核有无传染性？怎样做好肺结核的防治工作？

2. 肺结核的诊断内容记录包括哪些内容？

3. 肺结核的抗结核治疗原则是什么？常用抗结核药物及其毒副作用有哪些？

第五节 慢性支气管炎、慢性阻塞性肺疾病

【目的要求】

1. 熟悉慢性阻塞性肺疾病的发生和发展规律，

发病机制和病理变化特征。

2. 掌握慢性支气管炎、慢性阻塞性肺疾病的概念。

3. 慢性阻塞性肺疾病临床表现及诊断要点及鉴别诊断。

4. 掌握慢性支气管炎、慢性阻塞性肺疾病的治疗原则。

5. 明确慢性阻塞性肺疾病是危害人民健康的常见病、多发病，发病率高，并发症严重，危害性大，必须积极防治。

【预习内容】

慢性支气管炎、慢性阻塞性肺疾病的概念、临床表现及诊断知识、治疗原则。

【学时数】

2 学时

【见习内容】

一、学生分组采集病人病史、体格检查

1. 病史询问要点

（1）发病年龄。

（2）起病日期，起病急缓，可能的诱因。

（3）有无畏寒、寒战、发热（热度及热型）、盗汗等全身表现。

（4）咳嗽、咳痰（咳嗽的程度、频率、痰量、性状、有无臭味）。

（5）呼吸困难形式、程度。

（6）有无喘息及程度。

（7）有无胸痛、胸痛的性质、持续时间，胸痛的加重及减轻因素。

（8）有无头痛、头昏、乏力、纳差等全身表现。

（9）尿量及饮食变化情况。

（10）起病后的诊治经过及病情发展演变情况。

（11）既往健康状况、有无类似病史，有无慢性呼吸系统疾病（支气管扩张症、支气管哮喘、肺结核）、心血管疾病及代谢性疾病（如糖尿病）等病史。

（12）有无烟酒嗜好。

2. 体格检查要点

（1）体温、脉搏、呼吸、血压、面容、体位。

（2）精神神志状态。

（3）有无呼吸困难和发绀。

（4）有无二氧化碳潴留的表现。

（5）颈部：气管位置，颈浅淋巴结，颈静脉血管，肝颈静脉回流征是否阳性、有无颈部抵抗感。

（6）胸部：胸廓形态、扩张度、有无语颤异常、叩诊音异常（过清音、浊音、实音、鼓音）及肺下界、肺下界活动度、呼吸音减低、呼气相延长、病理性呼吸音、啰音和胸膜摩擦音，有无胸语音变化，注意异常体征的位置和范围。

（7）心脏：大小、心尖搏动强度、心率、节律、杂音、奔马律、心包摩擦音，剑突下有无心音增强比较心尖部。

（8）腹部：有无压痛，肝、脾肿大情况。

（9）有无病理性神经定位体征。

二、学生报告

请学生报告病历摘要并提出必要的辅助检查项目，说明每项检查的目的，由带教老师提供相应检查项目的结果（血常规，肺功能、血气分析、痰涂片，血、痰培养，X 线胸片报告等）。

三、学生概括本病例的临床特点

四、由老师结合病人实际情况以提问的方式诱导学生讨论

1. 本病例的临床诊断：诊断要点及不支持点。

2. 本病的鉴别诊断

（1）首先应与其他呼吸困难原因进行鉴别：泛细支气管炎、哮喘、心脏原因。

（2）其次应与其他咳嗽相关疾病相鉴别：肺结核、支气管扩张症、慢性咳嗽常见原因分析。

（3）伴有胸痛时应与渗出性胸膜炎、肺梗死等相鉴别。

3. 治疗讨论

（1）慢性阻塞性肺疾病急性加重期治疗原则。

（2）慢性阻塞性肺疾病稳定期治疗措施。

（3）呼吸衰竭治疗措施。

（4）慢性阻塞性肺疾病预防重点。

（5）开出本病人的入院医嘱。

【思考题】

1. 慢性阻塞性肺疾病临床表现。

2. 慢性阻塞性肺疾病诊断要点及评估病情严重程度。

3. 慢性阻塞性肺疾病治疗原则（急性加重期、稳定期）。

4. 如何评估肺功能在呼吸系统的价值？

5. 慢性阻塞性肺疾病的并发症有哪些？

第六节　肺动脉高压与肺源性心脏病

【目的要求】

1. 掌握慢性肺源性心脏病（慢性肺心病）代偿期及失代偿期临床表现的特点、诊断方法；掌握慢性肺心病呼吸功能不全与心功能不全的处理要点。本病缓解期防治的重要性及具体措施。

2. 了解肺心病发病的关键是肺性肺动脉高压的形成，熟悉肺性肺动脉高压的形成机制。

3. 明确慢性肺心病是常见病，是呼吸系统重点疾病之一。发病机制复杂，并发症多，辅助检查多，用药涉及众多方面的知识，是训练青年医师的诊断水平和处理复杂病最有代表性疾病之一。因此一定要学好。

【预习内容】

1. 肺动脉高压的定义、诊断标准。

2. 肺动脉高压的分类。

3. 慢性肺源性心脏病的病因、肺动脉高压的形成机制。

4. 肺源性心脏病代偿期及失代偿期临床表现的特点、诊断方法、治疗要点。

【学时数】

1 学时

【见习内容】

一、见习准备

1. 准备 1 例典型的慢性肺气肿病人。

2. 准备具有典型表现的 X 线胸片及心电图各一份。

二、病史询问要点

1. 发病年龄。

2. 本病与慢性肺部病的关系及其演进过程。

3. 病程的长短。

4. 每次急性加重期发作的诱因。

5. 临床表现特点，慢阻肺的表现，心悸、气促、双下肢水肿。

6. 诊疗情况，包括药物治疗效果。

7. 目前有无心肺功能不全的表现。

8. 既往有无其他心脏疾病史（如高血压心脏病、冠心病、风湿性心脏病等）。

9. 职业史及吸烟嗜好（量、烟龄）。

三、体格检查要点

1. 体温、脉搏、呼吸、血压、体位。

2. 缺氧程度。

3. 精神神志状态。

4. 颈部　视、触、听。

5. 心脏　视、触、叩、听；特别注意肺动脉高压及左右心功能不全表现。

6. 腹部　肝脏肿大情况，肝颈静脉回流征是否阳性，有无腹水征。

7. 双下肢是否水肿。

四、见习步骤、讨论

1. 学生分组询问病人病史、体格，检查。

2. 请学生报告病历摘要并概括其临床特点。

3. 请学生提出必要的辅助检查项目,并说明诊断依据;注意其并发症。

4. 以诱导的方式请学生做出完整的诊断,并说明诊断依据;注意其并发症。

5. 由老师结合病人实际情况以提问的方式小结

(1)本病的临床特点诊断标准(包括临床分期)。

(2)本病的常见并发症:肺性脑病、酸碱失衡及电解质紊乱、心律失常、休克、消化道出血、DIC。

(3)鉴别诊断:冠状动脉性心脏病、风湿性心脏病、充血性原发性心肌病。

(4)治疗原则

1)急性加重期:积极控制感染,通畅气道,纠正缺氧和二氧化碳潴留,控制心衰和心律失常,改善肺心功能。

2)缓解期:采取综合措施,增强病人的免疫功能,去除各诱发因素;减少或避免急性加重期的发生,使心肺功能得到部分或全部恢复。

【思考题】

1. 慢性肺心病心衰者利尿剂使用原则及强心治疗的用药指征是什么?应注意些什么?

2. 慢性肺心病诊断要点是什么?应与哪些疾病相鉴别?

3. 慢性肺心病有哪些常见并发症？应怎样治疗？

第七节　支气管扩张症

【目的要求】

1. 掌握支气管扩张症的临床表现。

2. 掌握支气管扩张症的诊断依据和治疗方法。

【预习内容】

1. 支气管扩张症的临床表现。

2. 支气管扩张症的诊断依据和治疗方法。

【学时数】

1 学时

【见习内容】

一、见习准备

1. 准备支气管扩张症病人 1 例。

2. 不典型支气管扩张症病人 1 例或病历 1 份。

3. X 线胸片：典型的支气管扩张症的 X 线胸片和高分辨 CT 各 1 份。

二、病史询问要点

起病时间，起病急缓，可能的原因；主要症状及伴随症状：畏寒、寒战、发热、热型、呼吸困难的情况、咳嗽、咳痰（痰量、颜色、臭味）、咯血

（量、色）、胸痛及体重减轻；病情的演变、诊断情况及治疗反应；既往有无长期卧床、昏迷、酗酒、上呼吸道炎症，皮肤外伤感染，疖痈或骨髓病史；既往有无婴幼儿麻疹、百日咳、支气管肺炎迁延不愈及慢性肺部感染病史。

三、体格检查要点

体温、脉搏、呼吸、血压；营养状态、面容、体位、有无呼吸困难和发绀；皮肤有无皮疹、出血点、疖痈等；心肺检查重点在肺部体征（按视、触、叩、听手法进行）：肝、脾有无肿大；有无杵状指（趾）等。

四、见习步骤、讨论

1. 由一个学生为主询问病人病史、体格检查，其他学生协助，带教老师及时纠正错误的方面。

2. 请学生报告病历摘要并提出必要的实验室辅助检查项目，说明每项检查的目的，由带教老师提供相应的检查项目的结果（血常规，痰涂片，血、痰培养，X线胸片报告，纤维支气管镜检查、胸部高分辨 CT 等）。

3. 诊断治疗讨论

（1）学生概括本病病因的临床特点，提出本病例的临床诊断，说明其诊断依据。

（2）鉴别诊断及鉴别要点。

4. 制定治疗计划，开入院医嘱

（1）抗生素的使用

1）经验用药：肺脓肿首选青霉素，疗效不佳时选用头孢菌素、甲硝唑等；支气管扩张最常见病原菌是绿脓杆菌，首选三代头孢菌素头孢哌酮、环丙沙星或联用氨基糖苷类抗生素。

2）提出早期、有效、足量、足疗程的抗生素使用原则。

3）根据药敏试验选取用相应的抗生素。

4）亚急性或慢性肺脓肿病例则在全身用药的基础上，可同时气管内给药（环甲膜穿刺、气管内滴药、纤维支气管镜下引流注药等）。

（2）保持呼吸道通畅；应用祛痰剂；合适的体位引流。

（3）咯血的处理。

（4）手术治疗的指征。

【思考题】

1. 支气管扩张症的主要原因，病理和临床特点如何？

2. 支气管扩张症的高分辨 CT 表现如何？

3. 支气管扩张症手术治疗的适应证是什么？

第八节 胸腔积液

【目的要求】

1. 掌握胸腔积液的临床症状、体征及影像学表现和诊断步骤。

2. 掌握渗出性、漏出性胸腔积液各自的特点及两者的鉴别。

3. 掌握结核性胸腔积液、恶性胸腔积液、炎性胸腔积液的特点及其鉴别。

4. 熟悉胸腔穿刺的注意点及并发症。

5. 熟悉常见病因胸腔积液的治疗原则。

【预习内容】

胸腔积液的临床症状、体征及影像学表现和诊断步骤。

【学时数】

2 学时

【见习内容】

一、见习准备

1. 准备结核性胸腔积液病人 1 例。

2. 恶性胸腔积液病人 1 例或病历 1 份。

3. 实验室检查资料

（1）典型的胸腔积液的 X 线胸片和高分辨 CT 各 1 份。

（2）胸水常规、生化、细胞学、胸膜活检病理学报告各一份。

二、病史询问要点

起病时间，起病急缓，可能的原因。主要症状及伴随症状：畏寒寒战发热、热型、呼吸困难的情况、咳嗽、咳痰（痰量、颜色、臭味）、咯血（量、色）、胸痛及体重减轻。病情的演变、诊断情况及治疗反应；既往有无长期卧床、昏迷、酗酒，上呼吸道炎症，皮肤外伤感染，疖痈或骨髓病史。既往有无婴幼儿麻疹、百日咳、支气管肺炎迁延不愈及慢性肺部感染病史。

三、体格检查要点

体温、脉搏、呼吸、血压；营养状态、面容、体位、有无呼吸困难和发绀；皮肤有无皮疹、出血点、疖痈等；心肺检查重点在肺部体征（按视、触、叩、听手法进行）：肝、脾有无肿大；有无杵状指（趾）等。

四、见习步骤、讨论

1. 由一个学生为主询问病人病史、体格检查，其他学生协助，带教老师及时纠正错误的方面。

2. 请学生报告病历摘要并提出必要的实验室辅助检查项目，说明每项检查的目的，由带教老师提供相应的检查项目的结果（血常规，痰涂片，血、痰培养，X线胸片报告，胸部高分辨CT，纤维支气管镜检查，胸腔镜检查，胸水常规、生化、细胞学、胸膜活检病理学报告等）。

3. 诊断治疗讨论

（1）学生概括本病病因的临床特点，提出本病例的临床诊断，说明其诊断依据。

（2）分析点评学生梳理的知识内容，注意是否体现本病的特点以及导致胸腔积液的各种病因及相关症状。

（3）床旁问诊、示范体检，进一步核实病历记载内容的真实性、完整性，并指定2～3位学生体检，纠正体检的错误手法，发现胸腔积液的典型体征，注意与胸膜增厚、气胸、肺实变、肺不张的区别。

（4）示教胸片及胸部CT，认识胸腔积液的影像学表现及注意不同病因的影像学表现。

（5）集中讨论本病例的诊断及鉴别诊断、治疗方案；提示胸穿的注意点及并发症。

4. 重要知识点

（1）渗出性、漏出性胸腔积液的鉴别。

（2）结核性胸腔积液和恶性胸腔积液的鉴别。

（3）结核性胸膜炎的治疗。

（4）胸穿的注意点与并发症，胸膜反应的处理。

（5）临床技能要点

1）胸腔积液体征的检查，视、触、叩、听。

2）胸腔积液检查结果的分析。

3）胸腔积液的 X 线与 CT 表现。

4）胸腔积液的诊断程序。

5）胸穿及胸膜反应的处理。

【思考题】

1. 如何鉴别渗出性、漏出性胸腔积液？ 其各自常见的病因有哪些？

2. 渗出性胸腔积液最常见的三大病因是什么？ 三者如何鉴别？

3. 胸穿的并发症有哪些？ 如何处理？

第九节 原发性支气管肺癌

（肺癌）

【目的要求】

1. 掌握本病的分类及临床表现。

2. 掌握本病的早期症状、早期诊断和治疗的原则。

【预习内容】

1. 肺癌的分类及临床表现。

2. 肺癌的诊断方法和治疗原则。

【学时数】

1.5 学时

【见习内容】

一、学生分组，采集病人病史、体格检查

1. 病史询问要点

（1）发病年龄、起病情况、病程。

（2）咳嗽、咳痰、咯血情况，痰色、量，有否刺激性咳嗽，有否持续痰中带血。

（3）有无进行性气促或喘鸣。

（4）有无胸痛：部位，性质，程度，放射痛及呼吸和咳嗽的关系。

（5）有无畏冷，发热：有无头痛、头晕或眩晕，复视。

（6）有无声嘶、骨关节疼痛、吞咽困难。

（7）代谢、内分泌紊乱：神经、肌肉综合征的临床表现。

（8）栓塞性静脉炎，消瘦等。

（9）有无其他系统（消化、泌尿生殖系统、乳腺等）肿瘤病史及诊疗经过。

（10）有无吸烟史（烟龄、烟量或被动吸烟史），职业史，化学性、放射性及其他致癌物质长期接触史。

2. 体格检查要点：注意声嘶，面部水肿，Horner

综合征，上腔静脉阻塞综合征；呼吸困难，发绀；浅表淋巴结肿大，尤其锁骨上淋巴结肿大，颈静脉充盈，气管位置；胸部有无局限性哮鸣音及其他干湿啰音，胸腔积液或肺不张体征；肝有无肿大、触痛，腹部有无肿块及其性质；有无杵状指（趾）；有无共济失调或肌无力。女性病人应注意乳腺和妇科肿瘤。

二、请学生报告病历摘要

三、学生提问

学生提出必要的辅助检查项目，说明每项检查的目的；由带教老师提供相应检查项目的结果（三大常规，血 CEA 检测，X 线正侧位胸片，CT 片或 MRI 片等）；尤其要分析 X 线正侧位胸片、CT 片或 MRI 片的表现，肿块的部位（叶、段），有无阻塞性肺不张、阻塞性肺炎或局限性肺气肿。

四、分析病人的临床特点

1. 临床早期发现肺癌的方法。

2. 临床有肺癌表现者，应常规做胸部 CT 及痰脱落细胞学检查，必要时纤维支气管镜检查或肺组织活检检查，不能确诊也不能排除者，追踪随访或开胸探查。

3. 鉴别诊断。

4. 肺癌的治疗

（1）强调综合性治疗的重要性。强调肺癌的组织学类型决定治疗方案。

（2）抗癌化疗的原则：按细胞类型选择用药，常用化疗方案，药物反应的处理。

五、小结

肺癌的病因学、临床诊断、治疗。

【思考题】

1. 早期肺癌如何发现？

2. 临床怀疑肺癌的患者，你如何进一步检查诊断？

3. 肺癌患者某一治疗方案的选定，其依据是什么？

第十节　肺　栓　塞

【目的要求】

1. 掌握肺栓塞的定义、临床类型。

2. 熟悉肺栓塞的病因、高危因素、发病机制及病理生理。

3. 掌握肺栓塞的临床表现及实验室检查。

4. 掌握肺栓塞的诊断标准及鉴别诊断、临床分型。

5. 掌握肺血栓栓塞症的治疗原则。

【预习内容】

肺栓塞症的概念、临床表现及诊断知识要点、治疗原则。

【学时数】

2学时

【见习内容】

一、学生分组采集病人病史、体格检查

1. 病史询问要点

（1）发病年龄。

（2）起病日期，起病急缓，可能的诱因。

（3）咳嗽、咳痰（咳嗽的程度、频率、痰量、性状、有无臭味）。

（4）有无咯血、胸痛（包括咯血量、胸痛部位、程度、持续时间加重及缓解因素）。

（5）呼吸困难形式、程度。

（6）有无喘息及程度。

（7）有无烦躁，意识丧失等、发绀等全身表现，下肢不对称性肿胀及下肢疼痛病史。

（8）有无休克表现。

（9）尿量及饮食变化情况。

（10）起病后的诊治经过及病情发展演变情况。

（11）既往健康状况、有无类似病史，心血管疾病及代谢性疾病（如冠心病、糖尿病）等病史；

有无烟酒嗜好。

（12）有无下肢外伤史或长期卧床病史。

2. 体格检查要点

（1）体温、脉搏、呼吸、血压、面容、体位。

（2）精神神志状态。

（3）有无呼吸困难和发绀。

（4）颈部：气管位置，颈浅淋巴结，颈静脉血管，肝颈静脉回流征是否阳性、有无颈部抵抗感。

（5）胸部：胸廓形态、扩张度、有无语颤异常、叩诊音异常（过清音、浊音、实音、鼓音）及肺下界、肺下界活动度、呼吸音减低、呼气相延长、病理性呼吸音、啰音和胸膜摩擦音，有无胸语音变化，注意异常体征的位置和范围。

（6）心脏：大小、心尖搏动强度、心率、节律、杂音、奔马律、心包摩擦音，剑突下有无心音增强比较心尖部。

（7）腹部：有无压痛，肝、脾肿大情况。

（8）有无病理性神经定位体征。

（9）有无双下肢不对称性肿胀。

二、学生报告

请学生报告病历摘要并提出必要的辅助检查项目，说明每项检查的目的，由带教老师提供相应检查项目的结果（血常规，肺功能、血气分析、痰涂片，血、痰培养，CTPA 报告或肺 ECT 检查等）。

三、学生概括本病例的临床特点

四、由老师结合病人实际情况以提问的方式诱导学生讨论

1. 本病例的临床诊断：诊断要点及不支持点。

2. 本病的鉴别诊断

（1）首先应与其他危急重症患者进行鉴别：心肌梗死、急性左心衰、主动脉夹层、其他原因导致的休克。

（2）其次应与其他咳嗽相关疾病相鉴别：肺炎、胸膜炎、气胸、其他原因导致的肺动脉高压鉴别。

3. 治疗讨论

（1）肺栓塞的一般治疗。

（2）肺血栓栓塞症的抗凝治疗原则。

（3）肺血栓栓塞症溶栓治疗适应证、禁忌证。

（4）静脉血栓栓塞症的预防措施及治疗原则。

（5）开出本病的入院医嘱。

【思考题】

1. 肺栓塞、静脉血栓栓塞症的定义及类型。

2. 肺血栓栓塞症的病因及高危因素。

3. 肺血栓栓塞症的临床表现及实验室检查。

4. 肺血栓栓塞症的诊断、危险分层及鉴别诊断。

5. 肺血栓栓塞症的治疗原则。

第十一节　间质性肺疾病

【目的要求】

1. 熟悉间质性肺疾病的定义和分类。

2. 掌握间质性肺疾病（ILD）特别是特发性肺纤维化（IPF）的临床表现，诊断标准和治疗。

【预习内容】

1. 肺间质的概念，间质性肺疾病的定义。

2. 间质性肺疾病的发病机制、病理和分类。

3. 特发性肺纤维化的临床表现、诊断和治疗。

【学时数】

1.5 学时

【见习内容】

一、见习准备

1. 准备 IPF 病人 1 名。

2. 准备 IPF 病人的肺功能、胸部 CT1 份。

二、病史询问要点

1. 发病年龄。

2. 起病的急缓。

3. 病程的长短。

4. 发病的诱因。

5. 临床表现特点：干咳与劳力性气促的症状及其持续时间；是否伴有四肢关节疼痛及皮肤损害；随纤维化的发展，症状逐渐加重，最终发展为呼吸衰竭和肺心病。

6. 诊疗情况，包括药物治疗效果。

7. 目前有无心肺功能不全的表现。

8. 既往有无结缔组织疾病、放化疗病史及有机粉尘吸入史等。

9. 个人史：注意职业史及吸烟嗜好（量、烟龄）。

三、体格检查要点

体温、脉搏、呼吸（浅快呼吸）、血压、体位，有无发绀，有无杵状指，气管位置，呼吸音变化，有无哮鸣音、湿啰音（Velcro 啰音）及其分布范围，心界大小、心率、心音、杂音，有无肝界下移或肝脏肿大，有无腹水征及下水浮肿等。

四、见习步骤、讨论

1. 学生分组病房询问病史、体格检查，带教老师及时纠错。

2. 由学生报告病历摘要，并提出必要的辅助检查：胸部影像学检查、肺功能、血气分析、支气管肺泡灌洗检查、肺活检，说明每项检查的目的，由带教老师提供相应检查项目的结果。

3. 以提问的方式由学生归纳病人的临床特点（包括年龄、症状特点、体征、实验室检查资料、治疗情况）。

4. 诊断：主要依据临床特征、胸部影像学、肺通气与弥散功能、病理活检及排除其他已知原因导致的 ILD。

5. 治疗：治疗目的是争取可逆病变部分和时间，控制病情发展，改善症状，提高生存质量；需要进行规范治疗，疗程较长，药物包括糖皮质激素、环磷酰胺、硫唑嘌呤等。

【思考题】

1. 如何诊断 IPF？治疗原则是什么？

2. 肺门及纵隔淋巴结肿大的诊断与鉴别诊断思维。

第十二节　呼　吸　衰　竭

【目的要求】

1. 掌握呼吸衰竭时的血气分析改变，酸碱失衡和电解质紊乱的意义。

2. 掌握急慢性呼吸衰竭的临床表现和处理原则。

【预习内容】

预习呼吸衰竭的分类、发病机制和病理生理改变；呼吸衰竭时的血气分析改变，酸碱失衡和电解质紊乱的意义，以及急慢性呼吸衰竭的临床表现和处理原则的相关理论。

【学时数】

3 学时

【见习内容】

一、病史采集及注意要点

1. 发病年龄。

2. 本病与基础疾病的关系及其演进过程。

3. 病程的长短。

4. 每次发作的诱因。

5. 临床表现特点：呼吸困难；发绀；精神、神经症状；心血管系统、消化系统、泌尿系统等改变。

6. 诊疗情况，包括药物治疗效果。

7. 目前有无心肺功能不全的表现。

8. 既往病史。

9. 职业史及吸烟嗜好（量、烟龄）。

二、体格检查及注意要点

1. 体温、脉搏、呼吸、血压、体位。

2. 缺氧程度；注意口唇、指端发绀。

3. 精神神志状态；如何评价意识状态。

4. 肺部：视、触、叩、听。

5. 心脏：视、触、叩、听。

6. 腹部：肝脏肿大情况，肝颈静脉回流征是否阳性，有无腹水征。

7. 双下肢是否水肿，有无杵状指（趾）。

三、查看辅助检查及注意要点

1. 重点查阅血气分析，了解氧分压、二氧化碳分压、实际重碳酸盐、pH 和剩余碱的意义和正常值，如何通过血气分析判断 I 型、II 型呼吸衰竭，结合电解质，了解呼吸衰竭的几种典型酸碱平衡失调和电解质紊乱的鉴别诊断。

2. 查阅其他辅助检查：如胸部 X 线片或 CT、EKG 等。

四、治疗讨论

1. 建立通畅的气道：祛痰、解痉、 清除分泌物，必要时建立人工气道，经鼻气管插管或气管切开。

2. 氧疗：缺氧不伴有二氧化碳潴留的氧疗、缺氧伴明显二氧化碳潴留的氧疗原则两者给氧浓度的区别及原理 、方法及有关事项。

3. 增加通气量、减少 CO_2 潴留：合理应用呼吸兴奋剂，合理应用机械通气。

4. 纠正酸碱失衡失调和电解质紊乱，主要有呼吸性酸中毒和代谢性酸、碱中毒的处理。

5. 合理使用利尿剂。

6. 抗感染治疗：正确使用抗生素。

7. 防治消化道出血及休克。

8. 营养支持疗法。

【思考题】

1. 呼吸衰竭有几种分类方法？

2. 通过血气分析如何判断Ⅰ型、Ⅱ型呼吸衰竭和呼吸衰竭的几种典型酸碱平衡紊乱？

3. 呼吸衰竭治疗要点。

第二章　循环系统疾病

第一节　心力衰竭

【目的要求】

1. 掌握慢性心力衰竭的临床表现、诊断、鉴别诊断、治疗原则。

2. 熟悉急性肺水肿抢救方法。

【预习内容】

心力衰竭全章节。

【学时数】

3 学时

【见习内容】

一、见习准备

教师准备左、右心衰竭病例各一份，准备相应的心电图、心脏彩超、X 线片资料。

二、病史询问要点

1. 呼吸困难的发作时间，持续时间、程度、诱因、缓解或加剧的因素、与劳力程度的关系、有无端坐呼吸或夜间阵发性呼吸困难，是否伴随心悸、咳嗽、咳痰、咯血和水肿等。

2. 病后诊疗经过，使用过药物种类、剂量及治疗效果。

3. 过去有无呼吸困难或（及）水肿等病史。

4. 询问有关疾病病史：风湿病史、高血压病史，肾炎史、冠心病史、慢性呼吸道疾病史以及与妊娠、分娩等病史。

三、体格检查要点

1. 生命体征检查包括 T、P、R、BP，并注意监测 SPO_2，尤其注意血压，有无高血压或休克。

2. 脉搏的强弱、速率、节律，有无脉搏短绌或交替脉。

3. 呼吸困难的程度及体位，有无潮式呼吸及呼吸频率。

4. 发绀及水肿的程度及部位，颈静脉有无怒张及异常搏动。

5. 注意心浊音界大小，心率及节律，第一心音强弱，肺动脉瓣第二音强度，各瓣膜区有无震颤及杂音，有无房性或室性奔马律。

6. 有无胸腔积液、肺部啰音。

7. 肝脏大小，有无压痛及腹水征，肝颈静脉回流征是否阳性，双下肢是否水肿。

四、实习步骤、讨论

1. 学生采集病人病史、体格检查，带教老师进行纠正检查中的不正确手法。

2. 请学生报告病历摘要。

3. 学生提出必要的辅助检查项目,说明每项检查的意义。

4. 分析病人的临床特点:左心、右心或全心衰竭的临床特点。

5. 请学生开住院医嘱,治疗原则与方法。

6. 教师带领讨论归纳总结:诊断、鉴别诊断、治疗。

【思考题】

1. 急性心力衰竭抢救流程。

2. 慢性心力衰竭使用洋地黄应注意哪些事项? 洋地黄中毒的临床表现是什么?

第二节 高 血 压

【目的要求】

1. 掌握血压的判别标准、临床表现、诊断、鉴别诊断和治疗。

2. 熟悉临床类型和高血压并发症的治疗原则。

3. 掌握常用降压药物种类及选用。

【预习内容】

高血压章节。

【学时数】

4学时

【见习内容】

一、见习准备

带教老师准备原发性高血压、继发性高血压病人各1例，准备相应的血液常规、血生化检查及心电图、心脏彩超、X线片资料。

二、病史询问要点

1. 起病缓、急及病程，有无头痛、头昏、失眠、记忆力减退等症状。

2. 有无心悸、气促或夜间阵发性呼吸困难等心衰表现。

3. 有无肢体麻木、一过性脑缺氧及偏瘫、失语等严重中枢神经系统障碍症状。

4. 肾功能情况，有无多尿、夜尿，有无恶心呕吐、视力模糊等。

5. 何时测量过血压，第一次发现高血压时间，血压最高水平。

6. 治疗经过，用药情况，疗效及其反应等。

7. 有无血压剧烈波动、阵发性颜面潮红、间断性肢体无力等继发性高血压表现。

8. 有无高血压家族史。

三、体格检查要点

1. 体温、脉搏、呼吸、血压。注意血压的正确测量，必要时测量双上肢或四肢血压。

2. 一般情况：体型肥胖或瘦弱，有无向心性肥胖，有无水肿、气促、发绀，有无甲状腺肿大、震颤和杂音，视力情况。

3. 心脏大小，心尖搏动位置、强弱，心率及节律，主动脉瓣第二音是否亢进，第一音是否低弱。有无杂音及奔马律。

4. 肺部有无啰音，肾区有无叩击痛，上腹部及肾区有无血管杂音。

四、实习步骤、讨论

1. 学生采集病人病史，体格检查，带教老师及时补充及纠正不足。

2. 请学生报告病历摘要。

3. 学生提出必要的辅助检查项目，说明每项检查的临床意义。

4. 学生分析病人的临床特点，做出完整的诊断，并说明诊断依据；注意其并发症。

5. 学生开住院医嘱。

6. 教师带领讨论归纳总结。

【思考题】

1. 高血压患者按血压水平高血压怎样分？

2. 高血压危险分层标准。

3. 常用降压药物种类有哪些? 每类试举例说出 2～3 种药物。

第三节 感染性心内膜炎

【目的要求】

1. 掌握感染性心内膜炎的临床症状、体征及并发症。

2. 掌握感染性心内膜炎的实验室检查、诊断及鉴别诊断，治疗原则及方法。

3. 了解感染性心内膜炎的病因、发病机制与病理。

4. 了解人工瓣膜和静脉药瘾者心内膜炎的特点。

【预习内容】

感染性心内膜炎。

【学时数】

2 学时

【见习内容】

一、见习准备

带教老师准备感染性心内膜炎病人 1 例及心脏彩超、X 线胸片、血常规等临床检查、检验资料。

二、病史询问要点

起病的时间、缓急、诱因、病程、主要症状及其伴随症状，如有无发热及热型，有无食欲不振、头痛、肌肉关节痛等，有无心悸气促情况，有无端坐呼吸或夜间阵发性呼吸困难，有无水肿、咳嗽、咳痰、咯血等。

三、体格检查要点

1. 生命体征监测：重点监测体温、脉搏、呼吸、血压。

2. 有无贫血、皮肤及唇黏膜有无发绀、出血点、皮下结节、淤斑、周围血管征，颈静脉有无充盈及异常搏动，肺部有无湿啰音，肝是否肿大、腹部是否有移动性浊音，双下肢有无凹陷性水肿及杵状指。

3. 心脏体检：重点听诊心脏杂音。

四、实习步骤、讨论

1. 学生采集病人病史，体格检查，带教老师及时补充及纠正不足。

2. 请学生报告病历摘要。

3. 学生提出必要的辅助检查项目，说明每项检查的临床意义。

4. 学生分析病人的临床特点，做出完整的诊断，并说明诊断依据；注意其并发症。

5. 学生开住院医嘱。

6. 教师带领讨论归纳总结。

【思考题】

1. 感染性心内膜炎的诊断要点。

2. 感染性心内膜炎的治疗原则。

第四节　冠　心　病

【目的要求】

1. 掌握冠心病的临床表现特点及发作时心电图的改变。

2. 掌握冠心病的诊断标准及鉴别诊断。

3. 掌握冠心病的治疗。

4. 掌握冠心病的病史问诊要点。

5. 熟悉冠心病的发病机制、分类及各自特点。

6. 了解冠脉造影。

【预习内容】

冠心病。

【学时数】

2 学时

【见习内容】

一、见习方式

1. 选择典型心绞痛的病例作示教病例,安排学生小组事先采集病史、体格检查、书写住院病历。

2. 学生小组的代表汇报病历及体检结果，相关的实验室检查。

3. 分析点评学生书写的病史内容。

4. 床旁问诊、示范体检，进一步核实病历记载内容的真实性、完整性。

5. 示教心肌缺血、损伤、坏死的心电图改变。

6. 集中讨论本病例的诊断及鉴别诊断、治疗方案。

二、重点知识点

1. 冠心病的发病机制、临床表现特点，发作时心电图的特点。

2. 冠心病的分型、诊断特点、冠状动脉造影的主要指征，心绞痛与心肌梗死的鉴别诊断，心绞痛的发作期、缓解期的药物处理原则。

三、临床技能要点

心脏的规范体检（视、触、叩、听诊），冠心病发作时的心电图的识别，运动负荷试验的意义等。

【思考题】

1. 本示教病例中提示，冠心病心绞痛的典型症状。

2. 心绞痛及心肌梗死的症状、心电图表现、心肌酶谱改变有何不同?

3. 胸痛的鉴别。

4 急性冠脉综合征指的是什么?

第五节 心 律 失 常

【目的要求】

1. 熟悉心律失常的分类。

2. 掌握常见心律失常的心电图特征和心电图识别。

3. 掌握心律失常的病史问诊要点。

4. 熟悉常用抗心律失常药物的分类和作用特点。

5. 掌握房颤的临床表现特点和心电图特点,房颤的治疗原则。

【预习内容】

心律失常心电图的基本特征。

【学时数】

6 学时

【见习内容】

1. 快速性心律失常的分类方法。

2. 早搏(期前收缩)心电图特点。

3. 阵发性室上性心动过速的心电图特点。

4. 室性心动过速的心电图特征。

5. 心房颤动的临床体征和心电图特点。

6. 心房颤动处理原则。

【思考题】

1. 房性心律失常和室性心律失常的危害性有什么区别？为什么？

2. 为什么长期房颤的病人要给予抗凝治疗？

第六节　心肌炎与心肌病

【目的要求】

1. 掌握扩张型心肌病的临床表现及超声心动图特点；诊断与鉴别诊断及治疗原则。

2. 掌握心肌炎及心肌病的临床表现和诊断标准。

【预习内容】

心肌炎及心肌病。

【学时数】

2学时

【见习内容】

一、见习准备

1. 酌情提供扩张型心肌病、病毒性心肌炎及肥厚性心肌病病人或病历。

2. 扩张型心肌病病人的 X 线胸片、心脏超声、病毒性心肌炎病人的心电图及血清酶学资料。

二、病史询问要点

1. 心肌病：起病的时间、缓急、主要症状及伴随症状，着重有无心悸、气急、气促、晕厥、水肿，有无腹痛、心绞痛；偏瘫、失语等脏器栓塞表现；病后诊疗经过；近半个月来是否用过洋地黄药物及抗心律失常药物。

2. 心肌炎：病前是否有发热、头痛、乏力或恶心、呕吐腹泻等"感冒"或消化道症状，是否有心悸、胸闷、胸痛、呼吸困难、水肿等症状。

三、体格检查要点

1. 心肌病

（1）注意血压及脉搏的强弱、速率、节律。

（2）注意有无呼吸困难及程度，有无端坐呼吸。

（3）有无发绀，颈静脉有无怒张及异常搏动。

（4）注意心浊音界的大小，注意心率及其节律是否整齐，注意心音的强弱及有无奔马律或第四心音，肺动脉瓣区第二心音是否增强，心尖区或三尖瓣区有无收缩期杂音，胸骨左缘 3～4 肋间收缩期杂音（HCM 患者）。

（5）双肺有无啰音，肝脏有无肿大及腹水征，有无双下肢水肿。

2. 心肌炎

（1）注意有无发热病容，发绀，呼吸困难，颈静脉有无怒张及异常搏动。

（2）注意有无与发热不平行的心动过速，心动过缓或心律不齐等心律失常，S1↓，有无奔马律，各瓣膜区有无杂音。

（3）肺部有无啰音，肝脾有无肿大。

四、步骤、讨论

1. 同学分组询问病史及体格检查。

2. 提出必要的辅助检查，老师公布病人检查结果（胸片、ECG、心脏彩超、血清酶学检查等）。

3. 报告病历摘要、并概括本病人的临床特点。

4. 诊断分析

（1）首先确定该病人是否有心脏病（心肌损害表现），并与有关的疾病进行鉴别诊断，如冠心病（缺血性心肌病型）、心包积液、风湿性心肌炎等。

（2）根据病毒性心肌炎诊断要点或心肌病的临床特点进行诊断。

5. 根据本病的临床表现，讨论治疗措施

（1）扩张型心肌病主要是应用血管扩张剂减轻心脏前后负荷，β受体阻滞剂、发生心衰时可用小剂量毛花苷 C 等。

（2）病毒性心肌炎治疗应卧床休息及补充营养

等对症支持治疗。

【思考题】

　　肥厚梗阻性心肌病的治疗首选药物是什么？用洋地黄制剂后，症状减轻或加重，为什么？

第七节　心脏瓣膜病

【目的要求】

　　1. 熟悉二尖瓣狭窄和关闭不全，主动脉瓣狭窄和关闭不全的病因和病理。

　　2. 熟悉二尖瓣狭窄和关闭不全，主动脉瓣狭窄和关闭不全的心脏超声表现。

　　3. 掌握二尖瓣狭窄和关闭不全，主动脉瓣狭窄和关闭不全的病理生理和临床表现。

　　4. 掌握二尖瓣狭窄和关闭不全，主动脉瓣狭窄和关闭不全的并发症和治疗。

【预习内容】

　　各种瓣膜病的杂音特点及治疗原则。

【学时数】

　　3 学时

【见习内容】

　　二尖瓣狭窄和关闭不全，主动脉瓣狭窄和关闭不全的病理生理和临床表现，相关心电图、胸片、心脏超声表现，并发症和治疗原则。

【思考题】

1. 本例示教病例的临床症状有哪些？根据这些症状提示的发病时间有多长？

2. 瓣膜病造成的心律失常表现有哪些？

第八节 心包疾病

【目的要求】

1. 熟悉心包病的病因和病理。

2. 熟悉心包病的临床表现。

3. 掌握缩窄性心包炎的病因和治疗。

【预习内容】

心包病的病理及临床特点、治疗原则。

【学时数】

3 学时

【见习内容】

1. 心包病的临床特点。

2. 心包积液及心包钙化的影像学特点。

3. 缩窄性心包炎的病因和治疗。

【思考题】

急性心包填塞时的体征及如何处理？

第三章 消化系统疾病

第一节 总 论

【目的要求】

1. 熟悉消化道疾病的诊断方法。

2. 了解消化道疾病的防治原则。

【预习内容】

1. 概述：消化系统疾病包括的内容。

2. 消化系统疾病的诊断

（1）病史与症状。

（2）体格检查。

（3）辅助检查：包括实验室检查、内镜检查、影像学检查、活组织检查和脱落细胞检查、脏器功能检查、胃肠动力学检查、剖腹探查等。

3. 消化系统疾病的防治原则

（1）一般治疗。

（2）药物治疗。

（3）手术或介入治疗。

【学时数】

1 学时

【见习内容】

一、见习准备

带教老师准备消化内科常见病病例及胃镜、肠镜、小肠镜、腹部 CT、ERCP、ESD、EUS、血常规、肝功能、肾功能等临床检查、检验资料。

二、结合准备的病历资料，在示教室简单讲述以下内容

1. 消化系统疾病概述。

2. 消化系统疾病的诊断。

3. 消化系统疾病的防治原则。

三、实习步骤、讨论

1. 在示教室简单讲述消化系统概述内容（同上）。

2. 学生分组采集病人病史，体格检查，带教老师及时补充及纠正不足，分组见习病种为消化内科常见病、多发病。

3. 回示教室，请学生汇报病历的病史特点、诊断分析，并提出自己的诊疗计划。

4. 让同学说出该患者主要检查项目的临床意义。

5. 教师带领讨论归纳总结。

【思考题】

消化系统疾病的诊断方法有哪些?

第二节　胃　　炎

【目的要求】

1. 掌握本病临床表现、诊断要点以及防治原则。

2. 熟悉本病病因、发病机制。

3. 了解慢性胃炎的分类和病理改变。

【预习内容】

急性胃炎、慢性胃炎临床表现、诊断要点以及防治原则。

【学时数】

2 学时

【见习内容】

一、见习准备

带教老师准备急性胃炎及慢性胃炎病例及相关胃镜、C14 呼气试验、腹部 CT、ESD、血常规、肝功能、肾功能等临床检查、检验资料。

二、去病房前在消化内科示教室简单讲述以下内容

1. 急性胃炎的定义、病因和发病机制、临床表现、诊断、治疗和预防，重点是病因和治疗。

2. 慢性胃炎分类、病因和发病机制、病理、临床表现、检查方法、治疗，重点是病因、发病机制

和检查方法。

三、实习步骤、讨论

1. 在示教室简单讲述急性胃炎、慢性胃炎相关内容（同上），突出重点。

2. 学生分组采集急性胃炎、慢性胃炎病人的病史，做体格检查，带教老师及时补充及纠正不足。

3. 回示教室，请学生总结病历的病史特点、诊断分析，并提出自己的诊疗计划、开医嘱。

4. 带教老师提问。

5. 带教老师带领讨论归纳总结。

【思考题】

1. 慢性胃炎病理特点及分型。

2. 慢性胃炎根除幽门螺杆菌指针。

3. 慢性胃炎出现异型增生如何治疗？

第三节　胃食管反流病

【目的要求】

1. 掌握本病的临床表现、诊断、鉴别诊断和治疗原则。

2. 熟悉本病的发病机制、实验室及其他检查方法。

【预习内容】

1. 胃食管反流病的临床表现、诊断、鉴别诊断和治疗原则。

2. 胃食管反流病的发病机制、实验室及其他检查方法。

【学时数】

2 学时

【见习内容】

1. 概述、病因及发病机制。

2. 临床表现：反流症状、反流物刺激食管引起的症状、食管以外的刺激症状、并发症。

3. 实验室及其他检查：内镜、24 小时食管 pH 检测、食管吞钡 X 线、食管滴酸试验及食管测压。

4. 诊断与鉴别诊断。

5. 治疗：一般治疗、药物治疗、维持治疗、抗反流手术治疗、并发症的治疗。

【思考题】

1. Barrett 食管的定义。

2. RE 的洛杉矶分级标准。

第四节　消化性溃疡

【目的要求】

1. 掌握本病的临床表现、诊断、鉴别诊断和治疗原则。

2. 熟悉本病的病因、发病机制、并发症及实验室检查。

3. 了解本病的病理特点和治疗方面的新进展。

【预习内容】

消化性溃疡的临床表现、诊断、鉴别诊断和治疗原则。

【学时数】

2 学时

【见习内容】

1. 概述：概念、发病率、流行病学。

2. 病因及发病机制：黏膜损害和保护因素间平衡破坏，幽门螺杆菌感染，非甾体类抗炎药物。

3. 病理：好发部位、数目、大小、病理特征及演变过程。

4. 临床表现

（1）慢性、周期性、节律性上腹痛，全身和消化不良症状，疼痛的部位、性质、规律，上腹压痛。

（2）特殊类型的溃疡：复合溃疡、幽门管溃疡、球后溃疡、巨大溃疡、老年人消化性溃疡、无症状性溃疡。

5. 辅助检查：胃镜检查及活检、X 线钡餐、幽门螺杆菌检测、胃液分析和血清胃泌素测定。

6. 诊断与鉴别诊断：确诊靠病史、胃镜、X 线检查，与胃炎、胃癌等鉴别。

7. 并发症：出血、穿孔、幽门梗阻、癌变。

8. 治疗：治疗目的：消除病因、缓解症状、愈合溃疡、防止复发和防治并发症。

（1）一般治疗：精神、饮食习惯、生活等。

（2）药物：抑制胃酸，保护胃黏膜，根除幽门螺杆菌，防治溃疡复发，NSAID 溃疡的治疗。

（3）外科手术指征。

9. 预后：注意饮食、消除应激因素、防治并发症。

【思考题】

1. 消化性溃疡的三大临床特点。

2. 消化性溃疡的并发症。

3. Hp 的检测方法。

第五节 肠 结 核

【目的要求】

1. 掌握肠结核的临床表现、诊断及鉴别诊断和防治原则。

2. 熟悉肠结核的发病机制、并发症。

3. 了解肠结核的病理分型（病理特点）。

【预习内容】

肠结核的临床表现、诊断及鉴别诊断和防治原则。

【学时数】

1 学时

【见习内容】

1. 概述、病因、机制及病理分型（溃疡型肠结核、增生型肠结核、混合型肠结核）、原发病灶、感染途径。

2. 临床表现：腹痛、腹泻与便秘、腹部肿块、全身症状和肠外结核表现。

3. 实验室和其他检查：血 Rt、血沉、结核菌素试验、X 线检查及肠镜检查。

4. 诊断和鉴别诊断：依病史、症状、体征及相关检查可诊断。与克罗恩病、右侧结肠癌及阿米巴病鉴别。

5. 治疗：休息与营养，抗结核治疗，对症治疗，手术治疗及适应证。

6. 预后及预防：早期诊断及时治疗，预后良好。

【思考题】

1. 肠结核的好发部位及发病机制是什么？

2. 肠结核的临床表现。

第六节　结核性腹膜炎

【目的要求】

1. 掌握结核性腹膜炎的临床表现、诊断及鉴别诊断和防治原则。

2. 熟悉结核性腹膜炎的发病机制、并发症。

3. 了解结核性腹膜炎的病理分型（病理特点）。

【预习内容】

结核性腹膜炎的临床表现、诊断及鉴别诊断和防治原则。

【学时数】

1学时

【见习内容】

1. 概述、病因和发病机制：原发病灶、感染途径。

2. 病理分型：渗出型、粘连型、干酪型。

3. 临床表现：结核中毒症状，腹胀、腹痛、腹泻。腹壁揉面感、压痛、腹块、腹水。

4. 辅助检查：血常规、血沉、PPD 试验，腹水、B 超、腹腔镜及 X 线检查。

5. 诊断和鉴别诊断：根据病史体征及辅助检查诊断。从长期发热、腹水、腹痛、腹块等方面鉴别。

6. 治疗：一般治疗：营养、休息，抗结核治疗，腹水治疗，手术治疗适应证。

7. 预防：结核原发灶的彻底治疗。

【思考题】

1. 结核性腹膜炎的临床表现。

2. 结核性腹膜炎诊断及鉴别诊断。

第七节　炎症性肠病

【目的要求】

1. 掌握溃疡性结肠炎的临床表现、诊断。

2. 掌握克罗恩病与溃疡性结肠炎的鉴别要点。

3. 熟悉溃疡性结肠炎的鉴别诊断及治疗原则。

4. 了解溃疡性结肠炎的病因、发病机制及并发症。

5. 了解溃疡性结肠炎的病理特点。

【预习内容】

1. 溃疡性结肠炎的临床表现、诊断。

2. 克罗恩病与溃疡性结肠炎的鉴别要点。

3. 溃疡性结肠炎的鉴别诊断及治疗原则。

【学时数】

2 学时

【见习内容】

1. 概述、病因、发病机制（环境、感染、遗传、免疫因素），病理、病变部位、病理改变。

2. 临床表现：消化系统表现、全身表现、肠外表现、临床分型（临床类型、临床严重程度、病变范围、病情分期）。

3. 并发症：中毒性巨结肠、直肠结肠癌变、其他（结肠大出血、肠穿孔、肠梗阻）。

4. 实验室和其他检查：血液检查、粪便检查、自身抗体、结肠镜及钡剂灌肠。

5. 诊断及鉴别诊断：根据临床表现、结肠镜活组织检查，与急性自限性结肠炎、阿米巴痢疾、血吸虫病、肠结核、结肠癌、克罗恩病、放射性肠炎、缺血性肠病等鉴别。

6. 治疗：控制炎症反应（5-氨基水杨酸、糖皮质激素、免疫抑制剂），对症治疗，患者教育、手术治疗。

7. 预后。

【思考题】

1. 溃疡性结肠炎和克罗恩病的鉴别要点。

2. 病理上如何区分克罗恩病和肠结核?

第八节 肝 硬 化

【目的要求】

1. 掌握本病的病因、临床表现、并发症、诊断和治疗原则。

2. 熟悉本病的辅助检查、鉴别诊断。

3. 了解本病的发病机制、病理及预后。

【预习内容】

1. 肝硬化的病因、临床表现、并发症、诊断和治疗原则。

2. 肝硬化的辅助检查、鉴别诊断。

3. 肝硬化的发病机制、病理及预后。

【学时数】

2学时

【见习内容】

1. 概述、病因与分类。

2. 病理生理:肝细胞变性、坏死及再生,结缔组织增生、假小叶形成，门脉高压。

3. 临床表现：失代偿期肝功能减退：黄疸、出血及内分泌失调。门脉高压：腹水，脾大。

4. 并发症：上消化道出血、肝性脑病、感染、肝肾（肺）综合征、肝癌、电解质和酸碱平衡紊乱。

5. 辅助检查：血尿常规，肝功能、腹水试验，内镜、影像学、肝穿及腹腔镜检查、门脉压力测定。

6. 诊断及鉴别诊断：根据病史、肝功能减退及门脉高压表现、肝功能、超声波、胃镜、肝穿、腹腔镜确诊，与引起肝大、腹水、昏迷和上消化道出血的其他疾病鉴别。

7. 治疗

（1）一般治疗，药物治疗：多种维生素及保肝治疗。

（2）腹水治疗：限钠水，合理应用利尿剂，输白蛋白、鲜血及血浆，放腹水或回输。

（3）门静脉高压症的手术治疗，并发症治疗肝移植手术，治疗指南。

8. 预后：预后不良，因病因、类型、肝功能代偿程度及有无并发症而不同。

【思考题】

1. 肝硬化失代偿期三主征。

2. 肝硬化并发症。

3. 肝硬化腹水形成原因。

第九节 原发性肝癌

【目的要求】

1. 掌握本病的临床表现、诊断要点、并发症，AFP 诊断肝癌的标准，鉴别诊断。

2. 熟悉肿瘤标记物、超声、CT、MRI、X 线肝血管造影等对肝癌的诊断价值。

3. 了解本病的病因、发病机制和防治原则。

【预习内容】

1. 原发性肝癌的临床表现、诊断要点、并发症，鉴别诊断。

2. 原发性肝癌的病因、发病机制和防治原则。

【学时数】

1 学时

【见习内容】

1. 概述、病因和发病机制：与病毒性肝炎、肝硬化和某些致癌物质、遗传等多种因素的综合作用有关。

2. 病理：大体形态分型、细胞分型、转移途径。

3. 临床表现：早期症状不典型，晚期有肝区疼痛、肝进行性肿大、黄疸及癌转移症状。

4. 并发症：肝性脑病、上消化道出血、肝癌结节破裂出血及继发感染。

5. 辅助检查：AFP 检测，B 超、CT、MRI 及放射性核素肝显像，肝血管造影及肝穿活检，剖腹探查。

6. 诊断及鉴别诊断：依临床表现、影像学及肿瘤标记物诊断，与继发性肝癌、肝硬化、活动性肝病及肝脓肿等鉴别。

7. 治疗：早期手术根治、放疗、化疗、局部治疗及生物免疫治疗，强调综合治疗。

8. 预后及预防：早期手术可根治，晚期预后差。防治病毒性肝炎、肝硬化，保护水源、防霉查毒。

【思考题】

1. 血清 AFP 检查诊断肝细胞癌的标准。

2. 原发性肝癌的并发症。

第十节 肝 性 脑 病

【目的要求】

1. 掌握肝性脑病的临床表现、诊断、鉴别诊断和治疗原则。

2. 熟悉肝性脑病的病因、实验室检查。

3. 了解肝性脑病的发病机制（氨中毒、氨、硫醇和短链脂肪酸的协同毒性作用、假神经递质及氨基酸不平衡学说等）。

【预习内容】

1. 肝性脑病的临床表现、诊断、鉴别诊断和治疗原则。

2. 肝性脑病的病因、实验室检查。

3. 肝性脑病的发病机制。

【学时数】

1学时

【见习内容】

1. 概述、病因、发病机制和病理：神经毒素、神经递质的变化。

2. 临床表现：前驱期、昏迷前期、昏睡期、昏迷期。

3. 辅助检查：血氨测定，脑电图、诱发电位，心理智能测验、影像学检查等。

4. 诊断及鉴别诊断：根据临床表现及辅助检查确诊，与中毒、中枢神经系统疾病、尿毒症、糖尿病等所致昏迷鉴别。

5. 治疗

（1）根除病因，减少毒物的产生和吸收。以糖供热，禁蛋白质，清肠导泻，用抗生素和乳果糖。

（2）促进毒物代谢清除，纠正氨基酸代谢紊乱。降血氨，护理、对症，血液灌流，肝移植等。

6. 预防：积极治疗原发性肝病，防治诱因，早期发现肝性脑病表现及时治疗。

【思考题】

1. 常见肝性脑病的诱因。

2. 肝性脑病的治疗原则。

第十一节　急性胰腺炎

【目的要求】

1. 掌握本病各类型的临床特点、诊断要点及治疗措施。

2. 熟悉本病的并发症、鉴别诊断及预防、实验室检查。

3. 了解本病的病因及发病机制、病理和预后。

【预习内容】

1. 急性胰腺炎各类型的临床特点、诊断要点及治疗措施。

2. 急性胰腺炎的并发症、鉴别诊断及预防、实验室检查。

3. 急性胰腺炎的病因及发病机制、病理和预后。

【学时数】

2 学时

【见习内容】

1. 概述：化学性炎症、自身消化。

2. 病因及发病机制：胆系疾病、暴饮暴食、胰管阻塞、手术与创伤、感染、内分泌与代谢障碍。

3. 病理：急性水肿型、急性坏死型。

4. 临床表现

（1）症状：腹痛、腹胀、恶心、呕吐，严重者休克，水、电解质、酸碱失衡。

（2）体征：水肿型上腹压痛；坏死型上腹压痛、反跳痛、肌紧张、肠麻痹、胸腹水、抽搐及黄疸。

5. 并发症

（1）局部并发症：胰腺脓肿、假性囊肿。

（2）全身并发症：多器官功能衰竭——急性呼衰、肾衰、心衰，消化道出血、败血症。

6. 实验室及其他检查：血尿淀粉酶、血脂肪酶、生化检查、B 超及 CT、CRP 等。

7. 诊断及鉴别诊断：依临床表现、淀粉酶、影像学确诊，与溃疡病穿孔、胆石症、肠梗阻、心肌梗死及异位妊娠鉴别。

8. 治疗

（1）减少胰腺外分泌：禁食，胃肠减压，抑制胃胰液、胰酶合成及分泌，抑肽酶抑制胰酶活力。

（2）对症治疗：解痉止痛，纠正水电解酸碱失衡、抗休克、抗感染等。

（3）内镜下 oddi 括约肌切开术：胆源性胰腺炎胆道减压、引流和排除梗阻。

（4）手术适应证，治疗指南。

9. 预后及预防：水肿型良好；出血坏死型差，病死率高。

【思考题】

1. 急性胰腺炎的病因。

2. 重症胰腺炎的诊断标准。

3. 重症胰腺炎治疗原则。

第十二节　上消化道出血

【目的要求】

1. 掌握上消化道出血的常见病因、临床表现、诊断及治疗原则。

2. 熟悉本病的鉴别诊断。

【预习内容】

1. 上消化道出血的常见病因、临床表现、诊断及治疗原则。

2. 上消化道出血的鉴别诊断。

【学时数】

2 学时

【见习内容】

1. 概述、病因：胃肠道、肝胆胰、全身疾病，常见于消化性溃疡、急性胃黏膜病变、食管胃底静脉曲张和胃癌。

2. 临床表现：呕血、黑粪，失血性休克及失血征象，发热、氮质血症。

3. 诊断

（1）消化道出血的确定，出血严重程度的估计和周围循环状态的判断。

（2）出血是否停止的判断，病因确定，预后估计。

4. 治疗

（1）一般治疗：监测、抗休克。

（2）急诊止血措施：药物止血，三腔二囊管压迫，急诊内镜下止血。

（3）补充血容量，原发病治疗，治疗指南。

【思考题】

1. 上消化道出血的常见病因。

2. 急诊胃镜检查的定义。

3. 消化道继续出血或再出血指征。

4. 食管胃底静脉曲张破裂出血治疗原则。

第四章　泌尿系统疾病

第一节　肾小球疾病

【目的要求】

1. 熟悉肾脏疾病常用检查。

2. 掌握肾脏疾病常见综合征。

3. 掌握原发性肾小球疾病的临床表现,掌握慢性肾炎临床特点、诊断和鉴别诊断、治疗原则。掌握肾病综合征的临床表现、并发症、诊断及诊断思维和治疗原则,掌握原发性肾病综合征五种主要病理类型的临床特点。

4. 熟悉 IgA 肾病的临床表现、诊断和鉴别诊断。

【预习内容】

1. 复习诊断有关泌尿系统症状学(水肿、少尿、无尿、尿频、尿急、尿痛、排尿困难等)。

2. 预习泌尿系总论、肾小球疾病概述、急性肾小球肾炎、慢性肾小球肾炎、肾病综合征及 IgA 肾病。

【学时数】

3 学时

【见习内容】

一、必须见到的病种

慢性肾炎包括 IgA 肾病、肾病综合征。

二、方法

1. **床边见习教学** 结合临床病例讲授理论知识。

（1）病史询问要点

1）起病时间，缓急，诱因。

2）水肿，夜尿增多、蛋白尿，高血压，血尿，少尿，乏力、面色苍白、诱因或加重因素，诊治经过。

3）注意询问有无乙型肝炎、丙型肝炎病史，有无关节痛、发热、皮肤红斑、过敏性紫癜、高血压病、糖尿病、痛风等病史。

（2）体格检查要点

1）体温、脉搏、呼吸、血压。

2）有无满月脸及面部红斑、有无贫血貌、面色苍白，水肿，关节红肿，淋巴结有无肿大，扁桃体有无异常，耳廓、脚趾有无痛风石。

3）肺部呼吸音、啰音、胸膜腔内有无积液体征、心界是否扩大，心率、心律、各心瓣膜区有无杂音，心包摩擦音。有无腹水，肝脾有无肿大、腹部血管杂音、肾区叩击痛。双下肢有无水肿。

2. **同学报告病历摘要**，提出临床特点及可能肾脏病临床综合征，诊断依据。

3. 老师提出鉴别的疾病，引导同学讨论分析。

（1）强调蛋白尿、血尿的基本概念，举例说明肾小球滤过率的评估方法及计算公式。

（2）强调慢性肾炎应排除继发性肾小球肾炎、遗传性肾小球肾炎才能诊断的诊断思路。

（3）强调继发性肾病综合征在不同年龄对应的不同原因。

（4）慢性肾炎肾性高血压与高血压病肾损害鉴别。

（5）复习肾穿刺的适应证与禁忌证。

4. 治疗

（1）饮食治疗与健康教育。

（2）降蛋白尿治疗：ACEI 和（或）ARB 的应用、免疫调节治疗（糖皮质激素治疗及一、二线免疫抑制剂使用）。

（3）去除肾损害的加重因素：高血压、高血脂、高尿酸血症、血凝状态等。

（4）防止各种并发症：感染、血栓栓塞、糖皮质激素药物治疗副作用。

【思考题】

1. 慢性肾炎肾性高血压与高血压肾损害如何鉴别？

2. 慢性肾炎有哪几种病理类型？

3. 原发性肾病综合征有哪几种病理类型？

4. 肾病综合征诊断要点及应与哪些疾病相鉴别？

5. 肾病综合征有哪些并发症？

6. IgA 肾病与急性肾小球肾炎如何鉴别？

（张庆红）

第二节　尿 路 感 染

【目的要求】

1. 掌握上、下尿路感染的临床表现、定位诊断以及治疗原则。

2. 熟悉尿路感染的病因、实验室检查以及易感因素。

【预习内容】

1. 尿路感染的分类。

2. 尿路感染的病因、感染途径及易感因素。

3. 尿路感染的临床表现、实验室检查、诊断及鉴别诊断。

4. 尿路感染的治疗用药原则。

【学时数】

2 学时

【见习内容】

一、学生分组采集病人病史、体格检查

1. 病史询问要点

（1）起病时间、有无憋尿史。

（2）有无尿频、尿急、尿痛、尿淋漓不尽感，下腹痛，有无腰痛，一侧或两侧？腰痛的性质，是否放射，腰痛时是否伴有血尿，有无水肿、夜尿增多，有无畏寒，发热，盗汗、全身不适，疲乏无力，恶心呕吐，腹胀腹痛等症状。

（3）曾经做过何种检查，是否尿培养？用过何种药物，是否用抗生素？疗程多久？效果如何？

（4）既往健康状况、有无类似病史，有无慢性肾脏病史，有无结核、泌尿系结石病史及代谢性疾病（如糖尿病）等病史；年龄较大男性询问有无前列腺增生，女性病人询问近期是否妊娠哺乳，经期？有无妇科疾病。

2. 体格检查要点

（1）体温、呼吸、脉搏、血压。

（2）重点检查眼睑及下肢有无水肿，上、中输尿管点、麦氏点及肋脊点、耻骨联合上、肋腰点有无压痛，肾区有无压痛及叩击痛。

二、学生报告

请学生报告病历摘要并提出必要的辅助检查项目，说明每项检查的目的，由带教老师提供相应

检查项目的结果（血、尿常规，尿细胞计数，中段清洁尿细菌普通培养高渗培养，药敏试验，腹部平片，肾脏超声、静脉肾盂造影等）。

三、学生概括本病例的临床特点

四、由老师结合病人实际情况以提问的方式诱导学生讨论

1. 本病例的临床诊断：诊断要点及不支持点。

2. 本病的鉴别诊断

（1）首先讨论是肾小球肾炎还是肾盂肾炎，是急性肾盂肾炎还是急性膀胱炎？

（2）易感因素的分析？

（3）急、慢性肾盂肾炎鉴别、泌尿系结核、尿道综合征的鉴别、再发性尿感的处理。

（4）是否存在并发症：败血症，肾周脓肿，肾乳头坏死。

3. 治疗讨论

（1）健康教育：注意会阴部卫生、坚持多饮水、勤排尿。

（2）改善尿路刺激症状和抗生素的应用选择及疗程。

（3）积极寻找易感复发因素、妊娠期尿感的处理。

（4）开出本病的入院医嘱。

【思考题】

1. 尿路感染的易感因素有哪些？

2. 上、下尿路感染如何定位诊断？

3. 慢性肾盂肾炎的诊断。

4. 尿路感染的致病菌以及如何留取尿培养的标本？

5. 尿细菌学检查的假阴性、假阳性的原因？

6. 抗感染治疗的用药原则。

（费　沛）

第三节　急/慢性肾衰竭

【目的要求】

1. 掌握慢性肾衰竭、慢性肾脏病的定义。

2. 掌握 K/DOQI 关于 CKD 的分期及病因。

3. 熟悉慢性肾衰竭的临床表现、体征。

4. 了解慢性肾衰竭的治疗原则。

5. 掌握急性肾损伤的定义、病因。

6. 熟悉急性肾损伤的临床表现。

7. 掌握急诊透析指征。

8. 掌握尿液分析、血液分析、肾功能检查在肾衰竭病人中的改变。

【预习内容】

1. 急性肾损伤。

2. 慢性肾衰竭。

【学时数】

2 学时

【见习内容】

一、病史询问

1. 询问既往有无慢性肾脏病病史及发生发展过程，注意鉴别和寻找慢性肾脏病病因。

2. 按系统询问有无肾衰竭相关的临床表现，对重点系统的重要症状不能遗漏，如水肿、尿量、贫血、高血压、心衰、深大呼吸、消化道症状等。

3. 询问治疗过程及主要治疗方案，疗效等。

4. 注意寻找有无慢性肾脏病急性加重的因素。

5. 对于急性肾损伤的病人，注意寻找病因，如感染、中毒、药物过敏，肾脏灌注不足等。

二、体格检查

1. 对各系统及器官均要做详细的体检，注意基本生命体征的监测，如体温、脉搏、血压、呼吸。

2. 水肿的部位、程度及有无腹水、胸水的体检。

3. 贫血体征的认识，如面色、睑结膜、甲床。

4. 有无深大呼吸、胸腔积液、肺部有无啰音。

5. 心脏大小，有无左心室肥大，注意心率、心律，有无心脏杂音，心包摩擦音。

6. 有无腹部压痛、腹水征。

7. 有无肾区叩痛。

8. 病人意识状态的分辨，如清楚、嗜睡、昏迷等。

三、分析讨论

1. 同学收集病史，体格检查，同学报告病历摘要，提出临床特点。

2. 老师提供实验室资料室 血、尿常规，血电解质，血尿素氮，血肌酐，血钙、磷，肾脏超声检查。

3. 同学们结合病史、体征、相关检验检查结果提出诊断，鉴别诊断分析。该病人是否存在肾衰竭综合征？急性还是慢性？支持依据是什么？如为慢性肾衰竭，可能病因及 CKD 分期是什么？如为急性肾损伤，可能的病因是什么？肾前性、肾性、肾后性？

4. 针对病例，同学们提出相应的治疗方案或措施。

【思考题】

1. 慢性肾脏病的定义及其 K/DOQI 分期是什么？

2. 慢性肾衰竭病人贫血的原因是什么？

3. 肾前性急性肾衰竭和急性肾小管坏死的鉴别要点有哪些？

（李　涛）

第五章　血液系统疾病

第一节　贫血概述

【目的要求】

1. 掌握贫血发病机制的分类、治疗原则。

2. 掌握贫血的形态与分类。

3. 熟悉贫血的病因和发病机制分类。

4. 熟悉贫血的临床表现。

【预习内容】

1. 贫血定义：血红蛋白，红细胞正常值；影响正常值的因素，如年龄、性别、地区等。

2. 贫血的五种分类方法，各种分类法的优缺点，对临床工作的意义。

3. 贫血的临床表现、诊断要点和治疗原则。

【学时数】

1 学时

【见习内容】

一、见习准备

1. 在院贫血病人数例及病历 1～2 份。

2. 该病人初诊时的外周血细胞形态及骨髓检查报告单（尽量拷出细胞形态图，借用多媒体教学设备供大家观看）。

二、病史询问要点

1. 起病的时间、诱因、病程、主要症状和伴随症状及原发性疾病的表现。

2. 详细了解家族史，了解家族中有无贫血性疾病病史。

3. 对于已经诊治过的病人，还要弄清原贫血的病因诊断能否成立，内科治疗是否规范、系统，原发病因是否根除。

4. 患者是否处于孕期、哺乳期或生长发育期。对老年患者要特别注意有无消化道疾病表现。

5. 是否有不良的饮食习惯，如饮浓茶、偏食，职业、工作环境如何。

6. 了解既往的疾病病史及治疗情况。

三、体格检查要点

1. 注意观察贫血的程度，皮肤、毛发的状况，口角、舌、指甲的形状和色泽。

2. 有原发病者，还可能有原发病的体征。

3. 对有消化道疾病的患者注意腹部检查，必要时进行肛门检查。

4. 有无黄疸；有无淋巴结、肝脾肿大等。

5. 有无发热及关节疼痛。

四、见习步骤

1. 同学分组询问病人，体格检查，老师辅导、补充和纠正。

2. 老师公布病人有关实验室检查结果（血常规、血红蛋白浓度、红细胞计数、红细胞体积及红细胞其他指数、同时还要关注白细胞、血小板数、网织红细胞计数。骨髓检查，血清铁，血清铁饱和度，血清铁蛋白、总铁结合力，骨髓铁染色，胆红素水平等），借用多媒体指导同学了解血片、骨髓片中细胞形态。从中加深对贫血的认识（贫血定义：血红蛋白，红细胞正常值；影响正常值的因素，如年龄、性别、地区等）

3. 同学报告病历摘要，概括临床特点。

4. 分组讨论病人的诊断及病因诊断

（1）先要明确是否有贫血及其程度，是什么类型的贫血（结合五种分类方法）。是否有造血原料缺乏的依据，其次要找出贫血的原因或原发病，必要时做全身性的详细检查。仔细询问病史，根据所得的线索进一步做某些针对性的特殊检查，如胃镜、叶酸及维生素 B_{12} 浓度、胆红素水平测定、大便隐血试验及找钩虫卵等。详细了解患者家族史。

（2）了解原发病的相关症状及体征，寻找贫血病因。

5. 治疗

（1）对症治疗：包括输血，吸氧，防治感染，加强营养支持治疗等。

（2）对因治疗：除去病因最重要，也是关键所在，应尽早发现和消除病因。有原发病者治疗原发病。如缺铁性贫血或巨幼细胞性贫血者补充铁剂或叶酸、维生素 B_{12}；免疫溶血性贫血予糖皮质激素治疗；遗传性球形细胞增多症行脾切除；再生障碍性贫血予造血正调控因子和雄激素等；肾性贫血补充红细胞生成素。范可尼贫血采用造血干细胞移植。

6. 小结。

【思考题】

1. 贫血病人病史采集包括哪些方面？

2. 贫血的诊断标准及其分类。

3. 治疗贫血关键在于什么？

4. 贫血的治疗方法有哪些？

第二节　缺铁性贫血

【目的要求】

1. 了解铁代谢。

2. 熟悉缺铁性贫血病因。

3. 掌握缺铁性贫血临床表现、实验室检查、诊断及治疗方法。

【预习内容】

1. 缺铁性贫血的定义，流行病学。

2. 铁的代谢：人体内铁的作用，铁的分布、需要量、来源、吸收、运转、利用、储存、排泄及体内循环。

3. 缺铁性贫血的病因和发病机制。

4. 缺铁性贫血的临床表现、诊断要点和治疗原则。

【学时数】

2 学时

【见习内容】

一、见习准备

1. 缺铁性贫血病人数例及病历 1～2 份。

2. 病人就诊时的外周血细胞形态及骨髓检查报告单（尽量拷出细胞形态图，借用多媒体教学设备供大家观看）。

二、病史询问要点

1. 起病的时间、诱因、病程、主要症状和伴随症状及原发性疾病的表现。

2. 除一般贫血症状以外，有无组织、细胞缺铁的表现。

3. 对于已经诊治过的病人,还要弄清原缺铁性贫血的诊断能否成立,内科治疗是否规范、系统,原发病因是否根除。

4. 患者是否处于孕期、哺乳期或生长发育期。对老年患者要特别注意有无大便习惯改变。

5. 是否有不良的饮食习惯,如饮浓茶、偏食,职业、工作环境如何?

6. 既往有无慢性失血及消化道病史,有无肾脏病病史。

三、体格检查要点

1. 注意观察贫血的程度,皮肤、毛发的状况,口角、舌、指甲的形状和色泽。

2. 有原发病者,还可能有原发病的体征。

3. 对有消化道疾病的患者注意腹部检查,必要时进行肛门检查。

4. 有无淋巴结、肝脾肿大。

四、见习步骤

1. 同学分组询问病人,体格检查,老师辅导、补充和纠正。

2. 老师公布病人有关实验室检查结果(血常规、血红蛋白浓度、红细胞计数、红细胞体积及红细胞其他指数。骨髓检查,血清铁、血清铁饱和度、血清铁蛋白,总铁结合力,骨髓铁染色,网织红细胞计数等），借用多媒体指导同学了解血片、骨髓片中细胞形态，从中加深对缺铁性贫血的特殊细胞形态（成熟红细胞中心淡染区扩大）的认识。

3. 同学报告病历摘要，概括临床特点。

4. 分组讨论病人的诊断及病因诊断

（1）先要明确是否有贫血及其程度，是否有铁缺乏，其次要找出缺铁的原因或原发病，在确认有缺铁性贫血又难以查到病因时，必须做全身性的详细检查，仔细询问病史，根据所得的线索进一步做某些针对性的特殊检查，如胃镜、大便隐血试验及找钩虫卵。

（2）鉴别诊断：临床上应从病因、病史、家族史、实验室检查来分析。如慢性疾病所致的贫血也有血清铁、血清铁饱和度减低，可从病史（有无感染灶或肿瘤）和实验室检查区别（总铁结合力减低、血清铁蛋白增多）；海洋性贫血亦是小细胞低色素性贫血，可从家庭、实验室检查鉴别（血红蛋白电泳）；铁粒幼细胞性贫血亦为小细胞性贫血，但血清铁蛋白浓度增高，骨髓小粒含铁血黄素颗粒增多、铁粒幼细胞增多，并出现环形铁粒幼细胞，血清铁饱和度增高，总铁结合力不低。对于疑难病例，血清铁蛋白减少或骨髓内外铁缺乏具有确诊意义。

5. 治疗

（1）病因治疗：是关键所在，应尽早发现和消除病因。

（2）铁剂治疗：①口服铁剂：掌握常用的药物、剂量、服法、疗程及副反应。②铁剂注射：掌握其适应证，了解补充铁剂量的计算方法、注射途径、给药方法及毒副反应。③治疗效果反应及分析，了解铁剂治疗无效时的可能原因及处理办法。

6. 小结。

【思考题】

1. 缺铁性贫血采用铁剂治疗观察疗效最早的指标是什么？什么时候停用铁剂治疗？

2. 口服铁剂治疗缺铁性贫血疗效欠佳有哪几种可能？

3. 如何区别缺铁性贫血与慢性病性贫血？

4. 缺铁性贫血的诊断依据。

第三节 再生障碍性贫血

【目的要求】

1. 了解病因和发病机制。

2. 掌握临床表现。

3. 掌握血象及骨髓象等实验室检查。掌握国内外再生障碍性贫血的分型及治疗方法。

【预习内容】

1. 再生障碍性贫血的病因和发病机制。

2. 再生障碍性贫血的临床表现。

3. 再生障碍性贫血的诊断及鉴别诊断，尤其需注意 AA 的血象及骨髓象改变。

4. 再生障碍性贫血的治疗。

【学时数】

2 学时

【见习内容】

一、学生分组采集病人病史、体格检查

1. 病史询问要点

（1）发病年龄。

（2）起病日期，起病急缓，可能的诱因。

（3）贫血、感染、出血等相关临床表现。

（4）有无系统相关伴随症状。

（5）起病后的诊治经过及病情发展演变情况。

（6）精神、食欲、大小便、体力、体重改变情况。

（7）既往健康状况、工作情况，尤其需注意询问有无接触相关化工原料、苯、染发剂、放射线等工作史。

2. 体格检查要点

（1）体温、脉搏、呼吸、血压、面容。

（2）精神神志状态。

（3）贫血貌，皮肤黏膜有无出血点及淤斑、紫癜。咽部是否充血，口腔是否存在溃疡。

（4）心脏及双肺的体检。

（5）浅表淋巴结、肝脾触诊，腹部压叩痛及下肢水肿情况。

二、学生报告

请学生报告病历摘要并提出必要的辅助检查项目，说明每项检查的目的，由带教老师提供相应检查项目的结果（血常规+造血质量分析+网织红细胞计数，骨髓检查，肝肾功能，乙肝检查等）。

三、学生概括本病病因的临床特点

1. 重型再生障碍性贫血（SAA）：起病急，进展快，病情重，贫血、感染、出血。

2. 非重型再障（NSAA）：起病和进展较缓慢，贫血、感染、出血较 SAA 轻。

四、实验室检查

1. 血象。

2. 骨髓象。

3. 发病机制检查。

五、由老师结合病人实际情况以提问的方式诱导学生讨论

1. 本病例的临床诊断：诊断要点及不支持点。

2. 本病的鉴别诊断：与全血细胞减少疾病相鉴别。

3. 治疗讨论

（1）一般支持治疗：保护性措施（卧床休息、层流床使用），对症治疗（抗感染、止血、纠正贫血、输血、护肝、护胃等）。

（2）针对发病机制的治疗：免疫抑制剂（ALT/ATG、环孢素、塞可平等），促造血治疗（雄激素、细胞因子），造血干细胞移植。

【思考题】

1. 再生障碍性贫血的病因有哪些?

2. 再生障碍性贫血的临床表现。

3. 再生障碍性贫血的诊断要点：分别从临床表现、实验室检查来论述。

4. 再生障碍性贫血的治疗原则及预后。

第四节　溶血性贫血

【目的要求】

1. 了解溶血性贫血的病因、发病机制和分类。

2. 熟悉溶血性贫血的临床表现及治疗。

3. 掌握溶血性贫血的实验室检查及诊断。

【预习内容】

1. 溶血性贫血的临床分类和发病机制。

2. 溶血性贫血的临床表现和治疗原则。

3. 溶血性贫血的实验室检查及诊断要点。

【学时数】

2学时

【见习内容】

一、学生分组采集病人病史、体格检查

1. 病史询问要点

（1）发病年龄。

（2）起病日期，起病急缓，可能的诱因。

（3）贫血的相关临床表现，注意询问小便的颜色及尿量。有无头痛、腰背痛、四肢痛、恶心、呕吐、寒战、高热等表现。有无黄疸的表现。

（4）有无系统相关伴随症状。

（5）起病后的诊治经过及病情发展演变情况。

（6）精神、食欲、大小便、体力、体重改变情况。

（7）既往史：询问有无可疑药物、毒物接触史。近期有无感染的诱因。有无家族遗传病史。有无输血史。

2. 体格检查要点

（1）体温、脉搏、呼吸、血压、面容及巩膜。

（2）精神神志状态。

（3）贫血貌，皮肤黏膜及巩膜有无黄染。

（4）心脏及双肺的体检。

（5）浅表淋巴结、肝脾触诊，腹部压叩痛及下肢水肿情况。

二、学生报告

请学生报告病历摘要并提出必要的辅助检查项目，说明每项检查的目的，由带教老师提供相应检查项目的结果（血常规+造血质量分析+网织红细胞计数，肝功能、胆红素、肾功能，Coombs 试验，Ham 试验，尿含铁血黄素试验、CD55 及 CD59，骨髓检查等）。

三、学生概括本病病因的临床特点

1. 发病机制与实验室检查

（1）红细胞破坏、血红蛋白降解：①血管内溶血；②血管外溶血。

（2）红系代偿性增生。

（3）红细胞具有缺陷或寿命缩短。

2. 相关临床表现：贫血的临床表现，溶血的临床表现。

四、实验室检查

血常规+造血质量分析+网织红细胞计数，肝功能、胆红素、肾功能，Coombs 试验，Ham 试验，尿含铁血黄素试验、CD55 及 CD59，骨髓检查等。

五、由老师结合病人实际情况以提问的方式诱导学生讨论

1. 本病例的临床诊断：诊断要点及不支持点。

2. 本病的鉴别诊断

（1）贫血及网织红细胞增多：与失血性、缺铁性或巨幼细胞性贫血恢复早期鉴别。

（2）家族性非溶血性黄疸。

（3）幼红幼粒细胞性贫血。

3. 治疗讨论

（1）病因治疗：针对相应发病机制的治疗。

（2）对症治疗：输注洗涤红细胞，抗感染，护肝、护胃、退黄、改善循环、碱化尿液等。

（3）控制溶血的发作：激素、免疫抑制剂、丙种球蛋白、脾切除。

【思考题】

1. 溶血性贫血的分类。

2. 溶血性贫血的发病机制。

3. 溶血性黄疸与肝细胞性黄疸、梗阻性黄疸的鉴别。

4. 溶血性贫血的诊断要点：临床表现、实验室检查要点。

5. 溶血性贫血的治疗原则。

第五节　骨髓增生异常综合征

【目的要求】

1. 了解骨髓增生异常综合征（MDS）的发病机制。

2. 掌握骨髓增生异常综合征（MDS）分型及临床表现。

3. 熟悉骨髓增生异常综合征（MDS）的诊断及治疗方法。

【预习内容】

1. 骨髓增生异常综合征（MDS）的发病机制。

2. 骨髓增生异常综合征（MDS）分型及临床表现。

3. 骨髓增生异常综合征（MDS）的诊断及治疗方法。

【学时数】

1学时

【见习内容】

一、学生分组采集病人病史、体格检查

1. 病史询问要点

（1）患者的基本信息（姓名、年龄、性别、家庭住址等）。

（2）主要的症状及体征及特点：头晕、乏力等

贫血症状，有无发热、咳嗽、咳痰等感染症状，有无口腔牙龈出血及皮肤黏膜出血症状等。

（3）主要症状持续的时间及进展情况。

（4）起病后的诊治经过及病情发展演变情况。

（5）既往健康状况：有无放射及化学物品接触史，有无药物、食物过敏史，有无长期吸烟、饮酒史，有无肝炎、结核、高血压、糖尿病等慢性疾病病史。

2. 体格检查要点

（1）体温、脉搏、呼吸、血压、面容、体位。

（2）精神神志状态。

（3）贫血貌及贫血程度的判断，重点观察眼睑颜色。

（4）全身皮肤黏膜出血点、淤点、淤斑的观察及判断。

（5）浅表淋巴结的触诊

1）触诊方法与顺序：浅表淋巴结应用滑动触诊法进行检查。为了避免遗漏，应按一定顺序检查，其顺序为：耳前、耳后、乳突区、枕骨下区、颈前三角（包括颌下与颏下）、颈后三角、锁骨上窝、腋窝、滑车上、腹股沟、腘窝等。

2）触诊内容：发现淋巴结肿大时，应注意肿大淋巴结部位、大小、数目、硬度、活动度、有无压痛、有无粘连、局部皮肤有无红肿、瘢痕、瘘管等。并同时注意寻找引起淋巴结肿大的原发病灶。

（6）常规的心肺听诊。

（7）腹部体检：按照视、听、叩、触的顺序进行，重点掌握肝脏及脾脏的触诊。

（8）有无双下肢水肿。

二、学生报告

请学生报告病历摘要并提出必要的辅助检查项目，说明每项检查的目的，由带教老师提供相应检查项目的结果（血液分析、凝血功能、造血质量分析、骨髓穿刺细胞学及活检、骨髓流式细胞学、骨髓染色体核型分析及融合基因）。

三、学生概括本病病因的临床特点

四、由老师结合病人实际情况以提问的方式诱导学生讨论

1. 本病例的临床诊断：骨髓增生异常综合征的诊断要点：

（1）排他性疾病。

（2）老年性疾病，发病年龄 80%的患者大于60 岁。

（3）以难治性一系或多系血细胞减少为主要表现，通常以贫血为首发症状。

（4）可向急性白血病转化。

（5）通常伴有基因突变及染色体异常。

2. 骨髓增生异常综合征的鉴别诊断

（1）再生障碍性贫血：通常都表现为三系或一系的减少。不支持点：AA 患者通常无染色体异常及病态造血现象。

（2）阵发性睡眠性血红蛋白尿（PNH）：PNH 患者也可出现全血细胞减少和病态造血。不支持点：PNH 患者检测可发现 $CD55^+$、$CD59^+$ 细胞减少，Ham 实验阳性。

（3）巨幼细胞性贫血：都表现为三系减少，大细胞性贫血，MDS 患者可出现巨幼样变。鉴别点：巨幼细胞性贫血为浆老核幼，经补充叶酸、维生素 B_{12} 后可纠正贫血，而 MDS 患者细胞表现为核老浆幼，补充造血原料治疗无效。

（4）急性白血病：都可表现为血细胞一系或多系减少，且 MDS 有向急性白血病转化的高风险性。不支持点：急性白血病患者骨髓原始细胞比例超过 20%。

3. 治疗讨论

（1）支持治疗。

1）合理进行输血治疗。

2）针对感染，按照抗生素使用原则，规范使用抗生素。

3）肝肾功能的保护治疗，为原发病的药物治疗创造条件。

（2）针对骨髓增生异常综合征本身的治疗

1）骨髓增生异常综合征的治疗重点在于根据不同的分型进行个体化的治疗。

2）以贫血、血小板为主要表现的类型，主要以刺激造血治疗为主，包括使用雄激素及各种造血生长因子（粒细胞集落刺激因子、红细胞生成素、血小板生成素等）。

3）以原始细胞增多为主要表现的类型，主要以诱导分化及联合化疗为主，包括使用维 A 酸及去甲基化药物等。

4）造血干细胞移植，对于年轻患者，有条件者，可建议行异基因造血干细胞移植。

【思考题】

1. WHO 骨髓增生异常综合征分为哪几型及其依据？

2. 如何判断骨髓增生异常综合征的预后（提示 IPSS）？

3. 如何对骨髓增生异常综合征患者实施个体化治疗？

第六节　白　血　病

【目的要求】

1. 掌握白血病分类，急性白血病的 MICM 分型的定义及临床意义，了解急性细胞白血病的 WHO 分型进展。

2. 掌握急性白血病的主要临床表现及其可能的发生机制。

3. 掌握中枢神经系统白血病的诊断及其防治方法。

4. 掌握急性白血病的治疗原则、治疗分期和联合化疗的原则。

5. 了解干细胞移植治疗急性白血病的概况。

6. 掌握慢性粒细胞白血病临床表现特点及实验室检查。

7. 熟悉慢性粒细胞白血病诊断、鉴别诊断、分期诊断和治疗原则。

【预习内容】

1. 诊断学中骨髓穿刺及活检的适应证，常见血液病的血液学表现。

2. 白血病的病因、分类。

3. 急性白血病的主要临床表现。

4. 急性白血病的诊断和鉴别诊断。

5. 慢性髓细胞白细胞的临床表现和分期。

6. 慢性髓细胞白细胞的治疗。

【学时数】

3 学时

【见习内容】

一、见习准备

准备急性白血病病人一名，慢性白血病病人一名或病历一份、白血病骨髓片及血片。

二、病史询问及体格检查

1. 起病急缓，病程，贫血，出血倾向（牙龈出血，皮肤淤斑和鼻出血。妇女月经量增多）；有无发热或感染表现；白血病浸润症状（骨骼疼痛、肝脾淋巴结肿大，神经系统症状如头痛、呕吐、瘫痪及视力障碍），既往有无化学药物或放射性物质接触，诊断与治疗经过。做过骨髓检查否？

2. 体格检查：神志状况，贫血程度，皮肤有无出血点、淤斑，浅表淋巴结肿大，胸骨中下端压、叩痛，肝脾肿大，感染灶，脑膜刺激征。

3. 教师补充问诊、示范体检。

三、老师提供实验室结果

血常规，血小板计数，周围血片及骨髓片检查，脑脊液检查：包括常规、生化、沉渣涂片找幼稚细胞等。

四、同学报告病历摘要，提出临床特点

五、讨论

1. 诊断、鉴别诊断

（1）是否为白血病？诊断依据？需要鉴别的疾病（骨髓增生异常综合征、某些感染引起的白细胞异常、巨幼细胞性贫血、粒细胞缺乏症恢复期等）。

（2）是急性还是慢性白血病？

（3）属何种类型白血病？急性淋巴细胞白血病和急性髓细胞白血病。有染色体和分子生物学结果还需进行预后分组。

（4）慢性髓细胞白细胞的分期和各期临床表现，慢性髓细胞白细胞和其他脾脏肿大疾病鉴别：如疟疾、慢性血吸虫病、肝硬化、骨髓纤维化等鉴别。

2. 治疗

（1）一般治疗（紧急处理高白细胞血症、控制感染、成分输血、尿酸性肾病防治、维持营养等）。

（2）抗白血病治疗：诱导缓解治疗和缓解后治疗，急性淋巴细胞白血病和急性髓细胞白血病的标准化疗方案；急性白血病缓解后治疗的方法：大剂量化疗、自体造血干细胞移植、异基因造血干细胞移植。

（3）中枢神经系统白血病预防、治疗。

（4）慢性髓细胞白血病治疗：白细胞淤滞症的紧急处理、分子靶向治疗、干扰素、羟基脲及造血干细胞移植等治疗。

六、小结

示教急性白血病的 MICM 分型（骨髓形态学、免疫学、遗传学和分子生物学）；示教骨髓穿刺针和活检针，尽量安排见习骨髓穿刺。集中讨论本例病例的病史特点、诊断思路及鉴别诊断、治疗方案选择；介绍急性白血病的治疗进展（SCT、靶向治疗等）。

【思考题】

1. 急性白血病与慢性白血病的主要区别是什么？

2. 患者为什么出现出血，M3 患者为何容易合并 DIC？

3. 如何诊断和预防中枢神经系统白血病？

4. 急性白血病常见的临床表现有哪些？

5. 急性白血病的治疗措施有哪些？

6. 什么是类白血病反应？

7. 慢性粒细胞白血病病程演变的特征是什么？

第七节 淋 巴 瘤

【目的要求】

1. 了解淋巴瘤的病因、发病机制、病理及分型。

2. 熟悉霍奇金淋巴瘤及非霍奇金淋巴瘤的临床表现及临床分期。

3. 掌握淋巴瘤的诊断方法和治疗原则。

【预习内容】

1. 淋巴瘤的病因、发病机制、病理及分型。

2. 淋巴瘤的临床表现和临床分期。

3. 淋巴瘤的诊断方法和治疗原则。

【学时数】

2学时

【见习内容】

一、学生分组采集病人病史、体格检查

1. 病史询问要点

（1）患者的基本信息（姓名、年龄、性别、家庭住址等）。

（2）起病情况，有无淋巴结肿大。

（3）头晕、乏力等贫血症状。

（4）有无发热（发热时间、热型及持续时间）、盗汗、消瘦等症状。

（5）有无腹痛、腹泻、恶心、呕吐、腹胀等消

化道症状。

（6）有无咳嗽、咳痰、呼吸困难、胸闷等呼吸系统症状。

（7）有无头痛、头晕、肢体麻木及活动障碍等神经系统症状。

（8）有无皮疹、饮酒后淋巴结疼痛等症状。

（9）主要症状持续的时间及进展情况。

（10）起病后的诊治经过、病情发展演变情况、一般情况（精神、食欲、睡眠、大小便、体力、体重）。

（11）既往健康状况：有无放射及化学物品接触史，有无药物、食物过敏史，有无长期吸烟、饮酒史，有无肝炎、结核、高血压、糖尿病等慢性疾病病史。

2. 体格检查要点

（1）体温、脉搏、呼吸、血压、面容、体位。

（2）精神神志状态。

（3）有无浅表淋巴结肿大；浅表淋巴结的触诊。

（4）胸部、心脏。

（5）腹部：有无压痛，肝、脾肿大情况（如果有脾脏肿大，怎么分度）。

（6）有无双下肢水肿。

二、学生报告

请学生报告病历摘要并提出必要的辅助检查项目，说明每项检查的目的，由带教老师提供相应检查项目的结果（血常规，造血质量分析，骨髓细胞学，淋巴结活检、免疫组化等）。

三、学生概括本病病因的临床特点

四、由老师结合病人实际情况以提问的方式诱导学生讨论

1. 本病例的临床诊断：诊断要点及不支持点。

2. 本病的鉴别诊断：淋巴结炎、淋巴结结核、传染性单核细胞增多症、坏死性淋巴结炎、转移癌、急性白血病、结缔组织病、恶性组织细胞病、败血症等。

3. 治疗讨论

（1）霍奇金淋巴瘤的治疗。

（2）非霍奇金淋巴瘤的治疗。

（3）单克隆抗体、抗幽门螺旋杆菌的药物。

（4）造血干细胞移植。

【思考题】

1. 淋巴瘤的临床表现、病理分期及依据。

2. 淋巴瘤治疗方案的选择。

第八节　出血性疾病概述

【目的要求】

1. 掌握正常止血机制　①血管因素；②血小板因素；③凝血因素。

2. 掌握正常凝血机制　①凝血因子；②凝血过程。

3. 熟悉出血性疾病的分类、出血特点、实验室检查及诊断。

4. 了解治疗原则。

【预习内容】

1. 出血性疾病的分类。

2. 出血性疾病病史的询问（出血特征、诱因、基础病和家族史等）。

3. 出血性疾病的临床鉴别及筛选试验。

4. 出血性疾病的各项确诊试验（血管、血小板、凝血、抗凝和纤溶）。

5. 出血性疾病的诊断程序。

【学时数】

1学时

【见习内容】

一、见习准备

1. 在院出血性疾病病例数人或病历3～4份。

2. 该病人就诊时的相关检查资料如血常规、造血质量分析、凝血功能等（可使用多媒体教学设备供学生观看）。

二、病史询问要点

1. 注意出血诱因的询问：如是否为自发性出血，是否与手术、创伤及接触或使用药物有关等。

2. 注意对出血特征的询问包括年龄、性别、出血部位、持续时间、出血量、有否出生时脐带带血及迟发性出血，有否同一部位反复出血等。

3. 是否有肝病、肾病、消化系统疾病、糖尿病、免疫性疾病及某些特殊感染等。

4. 家族史的询问　父系、母系及近亲家族中有否类似疾病或出血病史。

5. 其他：包括饮食、营养状况、职业及环境等。

三、体格检查要点

1. 一般体征：如心率、呼吸、血压、末梢循环状况等。

2. 出血体征的检查：包括出血部位、范围，有无血肿等深部出血、伤口渗血，分布是否对称等。

3. 相关疾病体征的检查：贫血、肝脾淋巴结肿大，黄疸、蜘蛛痣、腹水、水肿等。关节畸形、皮肤异常扩张的毛细血管团等。

四、见习步骤

1. 同学分成若干组询问病人，进行体格检查，同时老师在床旁辅导、补充和纠正。

2. 老师使用多媒体教学设备公布病人有关实验室检查结果（如血常规、造血质量分析、凝血功能、vWF、3P 试验、D-Dimer、tPA、PAI-1 等）。

3. 让同学报告病历摘要并概括病人临床特点。

4. 分组讨论病人的诊断：首先通过多媒体讲解出血性疾病的诊断步骤：

（1）首先确定是否属于出血性疾病范畴。

（2）结合患者出血特征及实验室检查大致区分是血管、血小板异常，抑或为凝血功能障碍或其他疾病。

（3）判断是数量异常或质量缺陷。

（4）通过病史、家系调查及某些特殊检查，初步确定为先天性、遗传性或获得性。

（5）若为先天或遗传性疾病，应进行基因及分子生物学检测。

老师结合病人实际情况以提问的方式诱导学生讨论，然后各组经过讨论后得出病人的诊断（依据及支持点）。

5. 治疗：首先使用多媒体讲解出血性疾病的防治。

（1）病因防治：适用于获得性出血性疾病。

1）防治基础疾病：如控制感染、积极治疗肝胆疾病、抑制异常免疫等。

2）避免接触使用加重出血的物质及药物。

（2）止血治疗

1）补充血小板或相关凝血因子（替代治疗）。

2）止血药物：如维生素 K 的应用。

3）促血小板生成的药物：如 TPO、IL-11。

4）局部处理：如加压包扎等。

（3）其他治疗

1）免疫治疗，如抗 CD20 单抗。

2）血浆置换（去除抗体或相关致病因素）。

3）手术治疗：如脾切除。

4）基因治疗。

通过讲解后各组讨论病人的治疗方案，老师点评。

6. 小结。

【思考题】

1. 各种出血性疾病的出血特点。

2. 举例说明基础疾病和家族史对出血性疾病的诊断的重要性。

3. 如何在询问病史时排除或初步确定先天性或遗传性出血？

4. 对出血性疾病患者而言常用的筛选试验是什么？

第九节　特发性血小板减少性紫癜（ITP）

【目的要求】

1. 了解 ITP 发病机制。

2. 掌握 ITP 的诊断要点及鉴别诊断。

3. 掌握 ITP 治疗原则和一线治疗措施，掌握糖皮质激素使用方法及减量原则。

【预习内容】

1. ITP 的定义及病因、发病机制。

2. ITP 的临床表现及实验室检查。

3. ITP 的诊断要点、分型分期及治疗。

【学时数】

1 学时

【见习内容】

一、见习准备

1. 病区 ITP 病人数例（尽量包含新诊断的 ITP、慢性 ITP、重症 ITP 及难治性 ITP）及病历 3～5 份。

2. 该病人就诊时的相关检查如血常规、造血质量分析、凝血功能、血小板相关抗体、骨髓报告单等（可使用多媒体教学设备供学生观看）。

3. ITP 病人的血片和骨髓片数张。

二、病史询问要点

1. 性别、年龄。

2. 起病缓急、病程，注意有无感染诱因、有无自身免疫性疾病表现，有无重要脏器功能不全（主要指心、肝、肾功能）及病毒感染。

3. 注意出血表现：如鼻出血、齿龈出血、咯血、呕血、便血、尿血、阴道不规则出血，出血量，有无头痛、呕吐及视物模糊等。

4. 注意有无关节肿痛、口腔溃疡、脱发、颜面部皮疹、肌肉疼痛、肌无力，牙齿脱落等。

5. 起病后的诊治经过及病情发展演变情况。

6. 此前有无相关血液病史、其他疾病治疗史、用药情况。

7. 家族中是否有类似疾病。

三、体格检查要点

1. 体温、脉搏、呼吸、血压、体位。

2. 精神神志状态。

3. 全身体格检查重点：皮肤出血点、紫癜、淤斑检查，肝脾及淋巴结检查，胸骨压痛，颜面部皮疹、巩膜黄染等。

四、见习步骤

1. 同学分成若干组询问病人，进行体格检查，老师床旁辅导、补充和纠正。

2. 老师使用多媒体公布病人有关实验室检查结果（血常规、造血质量分析、骨髓检查、凝血功能、血小板抗体、自身抗体谱等），同时指导同学了解血片、骨髓片中细胞形态。

3. 同学报告病历摘要并概括临床特点。

4. 分组讨论病人的诊断及鉴别诊断。

5. 治疗：首先使用多媒体讲解 ITP 的治疗，然后各组讨论病人的治疗方案，老师点评。

6. 小结。

【思考题】

1. 如何鉴别重症型和慢性型特发性血小板减少性紫癜？

2. 存在血小板减少的育龄期女性患者是否首先考虑 ITP，为什么？

3. 血小板减少的患者是否都需要输注血小板悬液，如何评价血小板输注的效果？

4. 为什么随着血小板输注次数的增多，血小板输注的效果越来越差？该如何预防？

5. 脾切除是否可使血小板增加，为什么，它的指征是什么？

6. 若患者出现头痛且血小板小于 $10 \times 10^9/L$，首选的治疗是什么？

第十节　弥散性血管内凝血

（DIC）

【目的要求】

1. 掌握 DIC 概念及临床表现。

2. 掌握 DIC 的诊断及治疗方法。

3. 熟悉本病的病因及发病机制。

【预习内容】

1. DIC 的定义。

2. DIC 的病因及发病机制。

3. DIC 的临床表现、诊断标准及治疗原则。

【学时数】

1.5 学时

【见习内容】

一、见习准备

1. 病区合并有 DIC 的病人数例或病历 1～3 份。

2. DIC 病人的血片。

二、病史询问要点

1. 基础疾病病史的询问。

2. 注意 DIC 出血特点的询问：其为自发性、多发性出血，部位可遍及全身，多见于皮肤、黏膜、伤口及穿刺部位,是否有血尿、咯血、呕血、黑粪等深部器官出血症状。

3. 注意询问是否有肢体湿冷、少尿、呼吸困难及神志改变等微循环衰竭的症状。(条件不允许可以向患者家属询问)

4. 注意询问是否有剧烈的腰痛、胸痛、头痛、腹痛等深部器官微血管栓塞的症状。

5. 注意询问是否有腰背部疼痛、血红蛋白尿及黄疸等有关溶血的症状,DIC 导致微血管病溶血,表现为进行性贫血,贫血程度与出血量不成比例。

三、体格检查要点

1. 体温、脉搏、呼吸、血压、血氧饱和度。

2. 精神状态,面容、体位、有无发绀及呼吸困难等。

3. 注意皮肤黏膜的检查如是否有出血点、淤斑、局部坏死及溃疡,是否有黄疸等。

4. 心肺检查:注意异常体征的位置和范围。

5. 腹部检查:有无压痛及反跳痛,肝脾肿大情况等。

6. 注意是否有病理性神经定位体征。

四、见习步骤

1. 同学分组询问病人,然后进行体格检查,老师床旁辅导、补充和纠正。

2. 老师使用多媒体公布病人有关实验室检查结果（血液分析、造血质量分析、凝血功能全套、3P实验、D-Dimer等），同时指导同学了解血片细胞形态（可发现裂体细胞）。

3. 同学报告病历摘要，概括临床特点。

4. 分组讨论病人的诊断及鉴别诊断。

（1）首先使用多媒体讲解 DIC 国内诊断标准（强调 DIC 不是一种独立的疾病），老师结合病人实际情况以提问的方式诱导学生讨论：各组根据诊断标准，分析病人是否可诊断为DIC（依据及支持点）。

（2）需要与重症肝炎、TTP及原发性纤维蛋白溶解亢进症等鉴别，鉴别点可使用多媒体教学，加深同学们的认识。

5. 治疗：首先使用多媒体讲解 DIC 的治疗。

（1）积极治疗原发病及消除诱因：如控制感染、治疗肿瘤等（最关键）。

（2）抗凝治疗（重要措施）：使用的适应证及禁忌证。

（3）替代治疗：适用于有明显血小板或凝血因子减少证据，已进行病因及抗凝治疗，DIC 未能得到良好控制，有明显出血表现者。包括新鲜血浆、血小板悬液、纤维蛋白原、FⅧ及凝血酶原复合物。

（4）纤溶抑制剂：慎用，纤溶抑制剂阻断 DIC

代偿机能，妨碍组织灌注恢复。某些易伴纤溶亢进的疾病（如急性早幼粒细胞白血病、羊水栓塞、前列腺癌）伴严重出血者可在肝素抗凝基础上给以小剂量氨甲环酸。

（5）其他治疗：如糖皮质激素的应用。

然后各组讨论病人的治疗方案，老师点评。

6. 小结。

【思考题】

1. 妊娠末期妇女胎盘早剥或羊水栓塞为什么易发生 DIC?

2. DIC 造成的贫血有何特点?

3. 简述 DIC 的分期和临床表现。

4. DIC 抗凝治疗的适应证及禁忌证是什么?

第六章　内分泌系统疾病

甲状腺功能亢进症

【目的要求】

1. 掌握 Graves 病的常见临床表现，常用实验室检查方法，诊断要点，药物治疗的要点。

2. 熟悉引起甲亢的病因。

【预习内容】

甲状腺功能亢进症。

【学时数】

4 学时

【见习内容】

一、见习准备

典型的 Graves 病病人 1～2 例。

二、病史询问要点

1. 发病年龄，起病时间，起病诱因。

2. Graves 病三大主征。

（1）T_3、T_4 增高引起的高代谢症群：有无怕热，多汗，多食善饥，体重降低，乏力，心悸，烦躁易怒，失眠，手颤，大便次数增多，肌无力，月经紊乱等。

（2）眼征：有无突眼及畏光，流泪，复视等自觉症状。

（3）甲状腺：有无肿大，压痛？是否为进行性，弥漫性？

3. 家族史。

4. 诊治经过（包括作过哪些实验室检查和用药情况，注意具体剂量和效果）。

三、体格检查要点

1. 发育，营养，精神状态，面容，皮肤弹性，是否湿润。

2. 眼球是否突出，眼征（六大眼征）及有无球结膜充血水肿，角膜溃疡，眼球能否运动自如等。

3. 甲状腺大小分度，是弥漫性还是结节性肿大，质地，触痛，震颤，血管杂音，是否随吞咽活动？注意与颈前肿块鉴别。

4. 血压情况，心界大小，心率，节律，心音（有无 S1↑），杂音，附加音及周围血管征。

5. 有无手颤，舌颤等。

6. 有无胫前黏液性水肿，指端粗厚，肌萎缩。

四、步骤、讨论

1. 指定一同学询问病史，其他同学记录，其他同学补充提问。

2. 指定另一同学主持体格检查，其他同学观察其方法是否正确并检查典型体征。

3. 回示教室由同学报告病史及体格检查结果。

4. 老师提供见习病人的实验室检查资料及辅助检查结果。

5. 同学总结病史特点，提出诊断意见、诊断依据与鉴别诊断。

6. 诱导同学们对诊断、鉴别诊断进行讨论，并完善诊断。

7. 由同学自己提出治疗方案。

8. 老师以提问的形式完善治疗方案，并提出治疗过程中可能出现的问题，怎样避免及处理？

【思考题】

1. Graves 病的三大主征。

2. 甲状腺功能的检查有哪些？影响其结果的因素是什么？在不同情况下如何选择甲状腺功能的检查？为什么？

3. 甲亢的治疗要点是什么？如何选择甲亢的治疗方法？

第七章　代谢疾病和营养疾病

糖　尿　病

【目的要求】

1. 掌握糖尿病的诊断标准（WHO）和分型。

2. 掌握糖尿病的现代治疗原则,胰岛素治疗的适应证。

3. 熟悉糖尿病酮症酸中毒及高渗性高血糖综合征并昏迷的处治。

4. 熟悉饮食计算方法。

【预习内容】

糖尿病。

【学时数】

4学时

【见习内容】

一、见习准备

1型及2型糖尿病病人各一名。

二、病史询问要点

1. 患病前后尿量,饮水量,食量及体重情况。

2. 有无皮肤瘙痒,感染,肢端麻木,疼痛及感觉异常等现象。

3. 有无心血管病史。

4. 遗传病史，家族中有无糖尿病。

三、体格检查要点

1. 神志、呼吸、体形（肥胖程度、脂肪分布、消瘦程度），身高，体重，腰臀比，体重指数。

2. 营养、发育（有无肢端肥大症）。

3. 甲状腺情况（有无甲亢体征）。

4. 心脏情况，注意心率快慢，测量立、卧位血压。

5. 周围神经病变检查，包括触、温度、痛觉及四肢反射。

6. 皮肤有无化脓性感染，真菌感染，有无皮肤大疱、溃疡。

7. 下肢足背动脉搏动情况。

四、步骤、讨论

1. 同学分组询问病人，体格检查，老师提供实验室资料。

2. 诊断

（1）结合本病人讨论糖尿病诊断标准（WHO）。

（2）讨论糖尿病为什么要分型及分型的主要依据。

（3）尿糖阳性鉴别，仍应排除糖尿由其他还原物质的存在致假阳性反应，如服用大量的维生素 C 或接受大量链霉素注射。或服用水杨酸、氨基比林、水合氯醛等药物后引起"假性糖尿"。

（4）如以多尿多饮为主，应与尿崩症区别。

（5）糖尿病慢性病变、心血管病变、肾病、眼底病变、神经病变（周围神经及自主神经病变）的有关诊断。

（6）根据患者具体情况讨论是否合并代谢综合征，并进行诊断。

3. 治疗（饮食与药物）

饮食计算由同学自己计算，开处方，讨论药物治疗适应证及禁忌证以及胰岛素使用的适应证和多种个体化的治疗方案。

（1）糖尿病疗效观察指标。

（2）糖尿病酮症酸中毒处理的四个原则，补液、小剂量胰岛素应用、补钾及补碱。

（3）糖尿病高渗性高血糖综合征并昏迷诊治要点。

4. 小结。

评估同学在见习中的优、缺点及对糖尿病分析综合能力。

【思考题】

1. 什么是苏木吉现象？如何处理？什么是黎

明现象？如何处理？

2. 高渗性高血糖综合征并昏迷为什么不会出现酮症？

第八章　风湿性疾病

第一节　类风湿关节炎（RA）

【目的要求】

1. 掌握 RA 临床表现。

2. 掌握 RA 的诊断及治疗原则。

【预习内容】

类风湿关节炎。

【学时数】

3 学时

【见习内容】

一、见习准备

选择典型 RA 病人 1 例，并准备其有关影像学检查资料（如 X 线片）。

二、病史询问要点

1. 起病时间、诱因、缓急、受累关节部位，有无红肿、晨僵、发热及诊治经过。

2. 家族史，个人史。

3. 关节外损害表现。

三、体格检查要点

1. 体温、脉搏、呼吸。

2. 关节有无红、肿、热、痛、畸形及活动障碍，尤其注意 PIP MCP 及腕关节。

3. 心肺、肝脾、淋巴结。

四、步骤、讨论

1. 同学询问病史，体格检查，老师提供有关结果（血、尿常规，ESR，CRP，RF，X 线片，血清蛋白电泳，胸片等）。

2. 同学报告病历摘要，提出临床特点。

3. 诊断

（1）提出可能的诊断及依据。

（2）需要与哪些疾病鉴别。

（3）RF 的意义及 X 线分期。

4. 治疗

（1）治疗目的及原则。

（2）非甾体抗炎药、慢作用抗风湿药、糖皮质激素的使用。

（3）一般治疗及功能锻炼。

【思考题】

1. RA 的临床特点有哪些？

2. 如何治疗 RA？

第二节　系统性红斑狼疮

【目的要求】

1. 掌握 SLE 临床表现。

2. 掌握 SLE 诊断依据及治疗方法。

【预习内容】

系统性红斑狼疮。

【学时数】

1 学时

【见习内容】

一、见习准备

1. 选择典型 SLE 病人 1 例（多脏器损害）。

2. 不典型 SLE 病人（某一脏器损害为主）1～2 例或病历 1～2 份。

二、病史询问要点

1. 起病时间，缓急，诱因，主要症状及伴随症状，着重在有无发热，关节痛，面部红斑，水肿，神经系统症状，胸痛，咳嗽，腹痛，腹泻，口腔溃疡和雷诺现象等。

2. 询问家庭史、生育史、月经史。

3. 诊疗经过及治疗反应。

三、体格检查要点

1. 体温、脉搏、呼吸、血压、神志。

2. 贫血，面部蝶形红斑，毛发质地及分布，水肿，关节红肿，淋巴结大小。

3. 心、肺、肝、脾、双肾区压痛、叩痛。

四、步骤、讨论

1. 同学询问病史，体格检查，老师提供实验室结果（血、尿常规，ESR，ANA，抗 ds-DNA，抗 Sm，狼疮细胞，RF，血 CH50，C3，皮肤狼疮带试验，肾活检，胸片，肝功能，ECG 等）。

2. 同学报告病历摘要，提出临床特点。

3. 诊断

（1）列出病人的临床特点，提出可能的诊断及诊断依据。

（2）肾损害的临床类型及特征性组织病理学变化。

（3）ANA、抗 ds-DNA、抗 Sm、皮肤狼疮带试验的临床意义。

（4）判断病情是否活动。

（5）判断内脏损害程度。

（6）主要的鉴别疾病及鉴别要点。

4. 治疗讨论

（1）治疗原则。

（2）除去病因，休息，避日光照射，中止妊娠，并发肾衰时饮食疗法。

【思考题】

    1. SLE 的诊断标准。

    2. SLE 的治疗方法。